리듬식사 다이어트

리듬 식사 다이어트

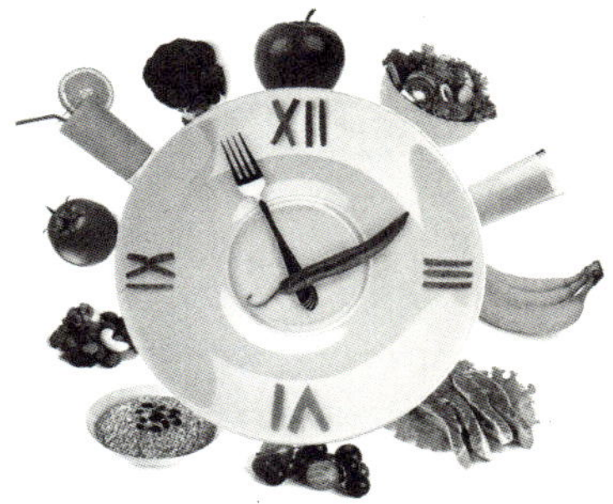

모리 유카코 지음 | **조민경** 옮김

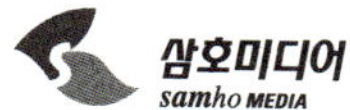

삼호미디어
samho MEDIA

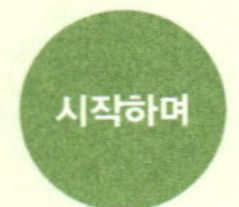

'체내시계'를 활용한 '리듬식'은
우리 몸을 건강하게 만든다

최근 체중의 변화로 인해 스트레스를 겪은 일이 있다면 아마도 이직이나 결혼 같은 생활 스타일의 변화로 말미암아 살이 찌는 경험을 한 사람일 것이다. 나의 경우를 예로 들자면, 학교 급식 관련 일을 할 때는 오전 6시에 일어나 오전 7시부터 오후 4시까지 근무를 했고, 오후 6시에 저녁식사를 하고 오후 11시에 취침하는 규칙적인 생활을 했다. 그사이에 약간의 체중 변화는 있었지만 허용 가능한 범위의 수치였다. 하지만 이직 후 근무시간이 1타임(오전 7시~오후 4시)과 2타임(오전 9시 30분~오후 6시 30분)으로 나뉘고 난 뒤 기상 시간이 들쭉날쭉해졌고, 저녁식사 시간도 불규칙해졌다. 일을 마치고 한잔하러 갈 기회도 늘어나서 생활습관과 식습관 리듬이 완전히 깨졌다. 그 결과 허용 범위 이상으로 체중이 늘어나게 되었다.

체중이 늘어나면 자연스럽게 다이어트에 도전하게 된다. 그런데 다이어트 방법이 워낙 다양해서 그야말로 천차만별이다. 지금도 수많은 다이어트법이 유행하고 사라지기를 반복하고 있다. 그러나 어떤 방법이든지 장단점이 있으며, 같은 방법을 써도 개개인의 몸 상태, 체형, 생활습관, 식습관 등에 따라 결과가 달라지므로 누구에게나 맞는 다이어트법이란 존재할 수가 없다.

살이 찌고 빠지는 것은 기본적으로 섭취 에너지와 소비 에너지의 균형에 달려 있다. 다이어트를 한다 해도 식사로 섭취한 에너지가 소비 에너지보다 많으면 남은 에너지가 체내에서 지방으로 축적된다. 따라서 지금까지의 다이어트에서는 얼마나 낮은 칼로리를 섭취하는가, 즉 '무엇을 먹는가'가 중요했다.

그런데 최근 들어 음식의 종류뿐만 아니라 '언제, 어떻게 먹는가?' 즉, 먹는 시간과 생활리듬, 음식의 조합을 재조명하는 다이어트법이 주목받고 있다. 우리 몸속에는 몸의 리듬을 이루는 체내시계가 존재한다는 사실이 이미 밝혀졌다. 이것은 뇌는 물론이거니와 몸의 구석구석에 존재하는데, 이로 말미암아 항상 비슷한 시간에 일어나게 된다. 즉, 낮에는 활동하고 밤에는 잠을 자는 리듬이 생성된다. 식욕, 혈압, 체온, 호르몬 분비도 이 시계가 조절하고 있다. 체내시계의 리듬이 흐트러지면 수면 장애, 비만, 생활습관병 등이 생기기 쉽다. 또한 피부 건강을 위해 오후 10시부터 오전 2시 사이에 자는 것이 중요하다. 이유는 이 시간대에 세포분열이 활발하게 일어나기 때문이다. 이러한 리듬도 체내시계가 만드는 것으로 알려져 있다.

좀처럼 살이 빠지지 않는 사람은 체내시계의 리듬이 흐트러졌다고 추정할 수 있다. 체내시계의 리듬과 음식 조합의 효용을 잘 이용한 리듬식을 실천한다면 영양소가 효과적으로 작용하여 비만을 방지할 수 있을 것이다.

이러한 체내시계의 리듬을 올바르게 활용하는 방법은 바로 '언제 먹는지'에 달려 있다. 건강을 위해서 체내시계의 리듬을 의식하며 '무엇을, 언제, 어떻게 먹을지'를 고려하여 식사를 하는 것이 중요하다는 것을 기억해 두자.

모리 유카코

차례

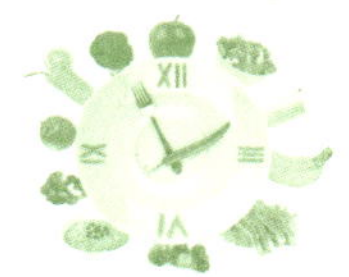

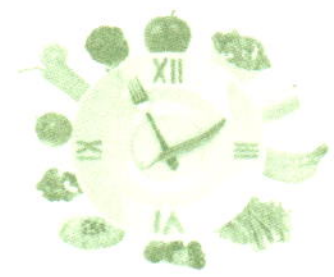

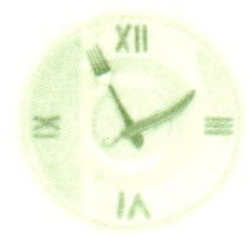

리듬식으로 원하는 몸매 만들기

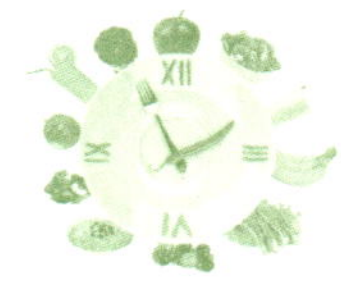

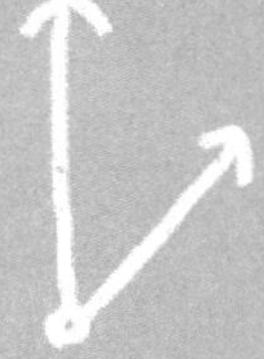

먹어도 되는 시간을
알면 살이 빠진다

식사 시간만 제때 지켜도
살은 빠진다?

우리가 몸 상태에 대해 이야기할 때, 흔히 '생활리듬이 바뀌어 몸 상태가 좋지 않다', '신체리듬이 무너졌다'라고 말한다. 사람들은 우리 몸에 리듬이 있으며, 생활환경이나 계절이 바뀌면 리듬이 무너진다고 생각하는 듯하다. 그런데 정말로 신체에는 리듬이 존재할까?

최근 한 연구를 통해 우리 몸속에는 몸의 리듬을 이루는 체내시계가 존재한다는 사실이 밝혀졌다. 체내시계는 뇌는 물론이거니와 몸의 구석구석에 존재한다. 이 체내시계가 수면리듬이나 식욕, 혈압, 체온, 호르몬 분비 등을 제어하며, 이것이 망가지면 수면 장애나 고혈압 등의 증상으로 이어질 수 있다.

이 점을 이용하여 체내시계의 리듬을 슬기롭게 활용해 생활습관병을 예방하고 건강을 유지하는 방법을 연구하는 학문인 '시간 영양학'이 탄생

했다. 시간 영양학은 언제, 어떻게 음식을 섭취하는 것이 좋을지를 연구한다.

인간은 대체로 정해진 시간에 잠이 오며, 아침이 되면 같은 시간에 눈이 떠진다. 또 항상 같은 시간에 배가 고파진다. 이러한 신체리듬을 주관하는 장치를 '체내시계'라고 하는데, 신체 부위를 구성하는 세포의 유전자가 담당한다. 그리고 이 유전자를 '시계 유전자'라고 부른다.

시계 유전자는 뇌를 비롯하여 몸의 구석구석에 존재한다. 이러한 각각의 시계 유전자가 독자적인 리듬의 체내시계를 관리하고 우리 몸은 그에 따라 생활하고 밥을 먹음으로써 건강을 유지하는 것이다.

2,065종의 시계 유전자는 다양한 체내 활동에 관여하는데, 크게 두 종류로 나눌 수 있다. 하나는 뇌의 시교차 상핵(뇌의 중심부의 작은 부위에 위치하며 시신경이 교차하는 바로 윗부분에 있다. 신경과 호르몬의 활동을 조절한다)에 있는 주 시계 유전자로, 몸 전체에 존재하는 시계 유전자의 총사령탑이다.

또 하나는 심장, 폐, 간장, 신장, 근육 등에 존재하는 말초 시계 유전자로, 각각 독자적인 리듬을 이루며 몸의 중요한 생리 기능을 제어한다.

이 시계 유전자들의 활동으로 인간에게는 이상적인 식사 시간이 있으며, 그 식사 시간을 지키면 식사량이 많이 달라지지 않아도 쉽게 살이 빠지는 효과가 있다는 사실이 밝혀졌다. 같은 음식을 먹어도 먹는 시간에 따라 기초대사나 활동으로 소비될지, 체내에 지방으로 축적될지가 결정된다.

시간 영양학을 이용한
리듬식 다이어트

이 책에서 소개하는 리듬식에서는 시간 영양학의 효과를 활용하는 새로운 다이어트 방법을 제안한다. 식습관과 생활습관 등의 리듬을 아주 조금 변화시키는 것만으로도 손쉽게 살이 찌지 않는 체질을 만들 수 있는데, 이것이 바로 '리듬식 다이어트'이다.

'리듬식'이란 각 체내시계의 본래 리듬에 따라 섭취하는 식사를 말한다. 다시 말해 살이 빠지기 쉬운 체질로 바꾸는 식사 스타일이다.

'~차를 마셔라', '~만 먹어라'와 같은 다이어트 방법처럼 무엇을 먹고, 무엇을 마실지에만 주목하는 방법이 아니다.

중요한 것은 아침, 점심, 저녁식사를 언제, 무엇을, 어떤 조합으로 먹느냐다. 지금껏 다양한 다이어트법을 실천했지만 만족할 만큼 살이 빠지지 않는 사람, 금세 요요 현상에 시달린 사람, 많이 먹지도 않는데 살이 빠지지 않아 고민인 사람이 있을 것이다.

어쩌면 진짜 원인은 체내시계의 본래 리듬에 따라 식사하지 않았기 때문일 수도 있다. 혹은 식사의 조합이 체중 증가를 촉진했을 수도 있다.

지금부터 시간 영양학이 무엇인지 알아보고, 살 빠지는 포인트를 이해해 보자.

살 빠지는 시간, 살 빠지는 요일, 살 빠지는 계절은 따로 있다

━ 하루 중 살 빠지는 시간은 일어난 시간부터 12시간까지

먼저 하루 중에 먹어도 살찌지 않는 시간, 즉 먹어도 되는 시간이 있다는 것을 이해하자. 이런 효과적인 시간에 식사함으로써 보다 부담이 적은 다이어트를 할 수 있다.

우선 일어난 지 12시간 안에는 적당량에 한해서라면 먹어도 살찌지 않는 시간대이다. 일상생활에서 칼로리를 바로 소비하기 때문에 먹어도 살로 가지 않는 것이다. 따라서 케이크나 튀김 등의 고칼로리 음식은 오전 중에, 적어도 오후 3시 전후의 시간대까지만 먹는 것이 좋다.

즉, 일어난 지 12시간 안에는 모든 식사를 끝내야 한다. 예를 들어 오전 7시에 일어났다면 오후 7시까지는 저녁식사를 끝낸다. 그사이에는 비교적 자유롭게 먹어도 괜찮다.

그러나 업무상의 이유로 도저히 일어난 지 12시간 안에 식사를 끝낼 수 없는 사람은 적어도 14시간 안에는 식사를 끝낸다.

다시 말해, 오전 7시에 일어났다면 오후 9시까지는 저녁식사를 끝내야 하는 것이다. 다만 휴일에는 최대한 12시간 안에 끝내도록 하고, 일어난 지 12시간 안에 식사를 마치기가 어렵다면 14시간까지는 마쳐야 한다. 그 후에는 음식을 일절 입에 대지 않는 것이 가장 중요하다.

매일 정해진 시간에 먹는 습관을 들이자. 리듬식을 실천하는 데는 1일 3식과 규칙적인 식사 시간을 지키는 것이 무척 중요하다. 생활시간과 식사 시간의 리듬을 조절하여 일정한 시간에 식사하면 체내시계가 매일 초기화되어 비만 및 생활습관병이 예방된다.

일어난 지 2시간 안에 고기, 생선, 달걀 등의 단백질원을 섭취하면 내장 속의 체내시계 유전자가 활발히 활동해서 대사가 활성화되고, 소비 에너지양도 높아지므로 자연히 살이 빠진다.

따라서 아침식사는 반드시 먹어야 한다. 같은 음식도 아침에 먹느냐 저녁에 먹느냐에 따라 결과가 다르다. 아침식사로 먹으면 살이 찔 가능성이 낮다.

또한 오후 2시~4시 사이에 섭취한 음식은 지방이 될 가능성이 낮다고 알려져 있다. 이를 시간 영양학으로 설명하자면 주 시계 유전자를 구성하는 물질인 'BMAL1(지방을 축적하는 기능의 단백질)'의 지방 합성을 재촉하는 활동이 오후 2시~4시 사이에 약해지기 때문이다.

뷔페 스타일의 식사나 디저트 종류를 먹는다면 이 시간대에 먹는 것이 가장 살이 찔 가능성이 낮다는 이야기이다. 앞서 케이크나 튀김을 먹는다면 오후 3시 전후가 좋다고 한 이유도 이것 때문이다.

아침과 점심식사량은 무리해서 줄이기보다 비교적 자유롭고 바람직하게 먹는 것이 좋다.

일주일 중 살 빠지는 요일은 수요일

주말에 쉬며 주 5일 일하는 샐러리맨이라면 주초와 주말은 에너지대사가 낮고 한 주의 중간에 있는 수요일에 에너지대사가 가장 높아진다고 알려져 있다.

에너지대사란 음식이 체온 유지와 운동 등의 에너지원으로 이용되는 체계이다. 즉, 수요일은 다소 긴장을 풀어도 괜찮다는 말이다. 일주일에 한 번, 수요일만은 마음껏 먹어도 괜찮은 '만찬 데이'로 정하자. 이날을 한 주의 즐거움으로 삼아 남은 날들을 보내는 것이다.

휴일이 주말이 아닌 사람이라면 일하는 기간의 중간 즈음이 가장 살찌지 않는 날이라고 생각하면 된다.

영양 지도를 하다 보면 평생 조심스럽게 식사해야 한다는 생각에 자신감을 잃어버린 사람이 많다. 그런 사람에게 일주일에 한 번은 마음껏 먹어도 된다고 말하면 그제야 꾸준히 할 수 있겠다며 마음을 놓는다.

여름의 살찌지 않는 식사량을 이어가면 겨울에도 살이 찌지 않는다

인간이 생명을 유지하기 위해 필요로 하는 최소한의 에너지양은 겨울에 많고 여름에 적은 경향이 있다. 따라서 여름 동안 살 빠지기 쉬운 식사량, 혹은 살찌지 않는 식사량을 습관화하면 겨울이 되었을 때 필연적으로 살이 빠질 수밖에 없다.

이렇게 말하면 어떤 사람은 봄과 여름에 다이어트를 시작하는 것은 좋지 않다고 생각하겠지만 사실 그렇지도 않다. 봄, 여름은 근육의 움직임이 활발한 시기라 운동하기에 적합한 계절이다. 따라서 운동을 할 생각이라면 봄부터 시작하는 것이 효과적이다.

더욱이 이 계절에는 겨울에 비해 소화 기능이 원활하지 않으므로 식욕이 그다지 높지 않은 경향이 있다.

즉, 봄과 여름에는 적게 먹고 운동을 함으로써 다이어트 효과를 높이고, 그러한 식사와 운동 습관을 겨울에도 유지하며 살을 빼는 것이다.

기초대사량, 추정 에너지 필요량, 표준체중을 알아두자

기초대사량이란 생명을 유지하기 위해 필요한 최소한의 에너지양을 말한다. 먼저 자신의 기초대사량을 파악해 보자.

보통 성인 남성의 기초대사량은 약 1,500kcal, 여성은 약 1,200kcal이다. 물론 이것은 일반적인 기초대사량이며 실제로는 개인차가 있다. 예를 들어 근육질인 사람은 기초대사량이 높고 근육량이 적은 사람은 낮은 경향이 있다. 이 밖에도 신체 활동 레벨, 연령, 성별 등에 따라서도 달라지므로 직접 알아보는 것이 좋다.

그렇다면 실제로 하루 동안 필요한 에너지양인 추정 에너지양을 산출해 보자(비만이나 저체중인 사람을 제외하고 표준 체형을 대상으로 조사한 방법이다).

step 1 나의 기초대사량 구하기

기초대사량은 다음 계산식으로 구할 수 있다.

$$\text{기초대사 기준치} \times \text{체중} = \text{일일 기초대사량}$$

예 50세 여성으로 현재 체중 53kg, 집안일이나 가벼운 운동을 하는 경우 표 1-1에 따르면 기초대사 기준치는 20.7이다.

표 1-1 기초대사 기준치

연령	남	여
18 ~ 29세	24.0	22.1
30 ~ 49세	22.3	21.7
50 ~ 69세	21.5	20.7

출처 : 일본 후생노동성 일본인의 식사 섭취 기준 책정검토회. 《일본인의 식사 섭취 기준(2010)》. 제일출판, 2009년.

50세 여성의 현재 체중이 53kg이라면,

$20.7 \times 53 = 1097.1$이다. 따라서 기초대사량은 1,097kcal이다.

step 2 기초대사량에서 추정 에너지 필요량 구하기

추정 에너지 필요량을 다음의 계산식에 따라 구할 수 있다.

기초대사량 × 신체 활동 레벨 = 추정 에너지 필요량

이 50세 여성이 적당히 집안일을 하고 있을 경우, 신체 활동 레벨(표 1-2)은 1.75이다. 앞서 구한 기초대사량은 1,097kcal이므로, 1,097×1.75＝1,919.8kcal가 되어 추정 에너지 필요량은 약 1,920kcal이다.

표 1-2 신체 활동 레벨

낮음	1.5	몸을 거의 움직이지 않는 사람. 하루의 대부분을 앉아서 보낸다.
보통	1.75	통근, 통학 시 걷는다. 집안일이나 가벼운 운동을 한다.
높음	2.00	육체노동, 격한 운동 습관이 있다.

출처 : 일본 후생노동성 일본인의 식사 섭취 기준 책정검토회, 《일본인의 식사 섭취 기준(2010)》, 제일출판, 2009년.

step 3 표준체중 구하기

표준체중은 아래와 같은 방법으로 구한다.

신장(m) × 신장(m) × 22 = 표준체중

50세 여성 신장이 162cm라면 1.62×1.62×22＝57.74가 되어 이때 표준체중은 58kg이 된다. 실제 체중은 53kg이므로 표준보다 말랐다는 뜻이다.

Step 3의 표준체중을 Step 1에 대입하여 거기서 산출된 기초대사량을 Step 2에 대입하면, 표준체중에 이르기 위해 하루 생활에 필요한 섭취 에너지양을 계산할 수 있다.

자신에게 필요한 추정 에너지 필요량을 지키면 현재 체중을 유지할 수 있다. 살을 빼고 싶다면 매일 230kcal씩 줄이면 한 달 만에 1kg을 감량할 수 있다.

체중 1kg은 약 7,000kcal에 육박하므로, 한 달 만에 1kg을 감량하고 싶다면 7,000 ÷ 30 ≒ 230, 즉 하루 섭취 에너지양을 230kcal 줄이면 되는 것이다.

만약 살이 빠지지 않고 찌기만 한다면 추정 에너지 필요량보다 더 많이 먹고 있다는 의미이다.

먹는 속도를 바꾸면
살이 빠진다

항상 양이 부족하게 느껴지는 도시락도 천천히 먹으면 조금만 먹어도 포만감이 느껴진다. 또한 이 속도에 익숙해지면 식사량을 더 줄여도 포만감을 느낄 수 있다. 먹는 속도를 늦춰서 적은 양으로도 포만감을 느낄 수 있는 식습관이 중요하다.

살이 찌는 사람은 추정 에너지 필요량보다 많은 에너지양을 일상적으로 섭취한다. 이것이 바로 살이 찌는 이유이다. 천천히 먹으면 적은 양을 먹어도 포만감을 느껴서 식사량이 줄어든다. 이 식습관을 지속하다 보면 어느새 위장의 크기도 줄어들어서 추정 에너지 필요량보다 적은 식사량으로 포만감을 느낄 수 있게 된다. 이는 곧 체중 감량이라는 이상적인 상황으로 이어진다.

먼저 자신의 표준 식사량과 위장의 크기를 확인하고, 이후로도 정기적으로 체크해 보자.

나는 주문 도시락으로 양을 체크한다. 구체적으로 말하자면, 도시락에서 주식인 쌀밥을 얼마나 먹을 수 있는가를 체크한다. 빨리 먹으면 도시락의 밥을 다 먹게 되고, 연이어 과식하면 아예 위장의 크기가 늘어나서 더 먹게 될 수도 있다.

하지만 천천히 먹으면 절반 이상을 남겨도 포만감을 느낄 수 있다. 여기서 알 수 있듯이 다이어트할 때 빨리 먹는 것은 금물이다. 특히 빠른 속도로 배불리 먹어야 만족하는 사람은 주의해야 한다. 그렇게 지속하다 보면 식사량이 조금씩 늘어나는 경향이 있기 때문이다.

식사는 천천히 꼭꼭 씹어 음미하며 먹는 것이 중요하다. 음식을 먹을 때 맛이 어떤지 천천히 음미해 보자. 하지만 너무 긴 시간에 걸쳐 먹으면 오히려 역효과가 난다. 예컨대 회식 자리에서 안주를 줄기차게 먹는 것은 과식의 원인이다. 천천히 조금씩 먹더라도 긴 시간에 걸쳐서 먹으면, 자신이 먹고 있다는 사실도, 과식하고 있다는 사실도 깨닫기 어렵다. 결과적으로 식사량이 늘어나고 필요 섭취 칼로리를 초과하게 된다.

이러한 경우에는 처음부터 먹는 양을 정하면 좋다. 즉, 나온 음식을 전부 먹지 말라는 얘기다. 집에서도 음식을 한 접시에 담아서 다같이 먹는다면 자신이 얼마만큼 먹었는지 파악하기 어렵다. 미리 식사량을 정해두고, 그만큼만 작은 그릇에 덜어서 먹도록 하자.

잘못된 음식 조합이
살을 찌운다

식사량을 줄였는데도 살이 빠지지 않는 사람의 식탁을 살펴보면 영양 불균형이 눈에 띈다.

아침식사로는 빵과 채소를 대신한 채소 주스를 먹고 점심식사로는 파스타와 빵을 먹는다. 저녁식사로는 빵과 요구르트처럼 당질이 많은 것을 먹는데 이 식품들은 채소, 해조류, 버섯류 등에 들어 있는 비타민, 미네랄, 식이섬유, 단백질원은 없는 경우가 많다.

음식의 조합만 균형 있게 개선해도 체중을 쉽게 감량할 수 있다. 음식의 조합에 따라 살이 쉽게 빠지거나 찌는 패턴이 있다. 에너지대사가 효과적으로 이루어지려면 비타민 B_1과 B_2 등이 필요하다. 섭취 영양이 불균형하여 이러한 영양소가 부족하면 결과적으로 쉽게 살이 찌게 된다.

이상적인 식사는 국 한 가지에 반찬 세 가지가 있는 정식 스타일로 우리가 흔히 3첩 반상이라 부르는 밥상을 말한다. 정식이란 밥(주식)에 된장국(국), 생선회(주반찬), 채소조림(부반찬), 버섯볶음(부반찬)으로 이루어진 식사를 말한다.

채소는 국에 넣거나 주반찬에 곁들여 부반찬 외의 음식에도 응용할 수 있다. 채소 요리는 작은 밥그릇 두 개의 양, 생채소는 양손에 가득 쥔 양이 섭취 기준이다. 이렇게 해서 채소를 듬뿍 섭취하도록 한다. 또한 칼슘이 부족해지기 쉬우니 유제품, 콩 제품, 잔생선 등의 칼슘원을 부반찬으로 챙겨 먹자.

반대로 카레라이스, 소고기덮밥, 라면 같은 한 그릇 요리는 되도록 먹지 않는다. 영양이 불균형하고 에너지대사에 관여하는 비타민류가 부족해서 살이 찌기 쉽기 때문이다. 점심식사로 가볍게 메밀국수 등의 면 요리를 먹는 것이 의외로 다이어트에 안 좋은 이유도 바로 이것이다.

특히 아침식사를 오로지 바나나, 주먹밥과 녹차, 빵과 커피처럼 단품으로 끝내면 단백질 섭취가 부족해진다. 그러면 내장 속의 시계 유전자가 초기화되지 않아 리듬이 망가진 채 방치되는데, 그 결과 살이 찌게 되는 것이다.

점심식사도 크게 다르지 않다. 제대로 먹지 않으면 저녁까지 버티지 못하고 결국 간식을 먹게 되는 등 불필요한 칼로리를 섭취하는 경우가 많아진다.

또한 설탕이 많이 들어간 요리와 기름이 많이 들어간 요리의 조합은 금물이다. 구체적으로는 햄버거, 감자튀김, 셰이크, 과일 주스, 콜라의 조

합을 들 수 있다. 도넛, 빵, 핫케이크, 애플파이, 고구마맛탕 등 설탕과
기름을 듬뿍 사용한 요리도 피해야 한다.

외식을 하면 종종 이러한 조합의 음식을 먹게 되는데, 그럴 때는 채소
요리부터 먹기 시작하자. 먼저 채소로 배를 채워서 설탕과 기름이 많은
요리는 남길 수밖에 없게 하는 것이다.

또한 점심때 설탕과 기름이 많은 음식을 먹었다면 저녁식사는 건너뛰
도록 한다.

1일 4식으로 다이어트하기

 일어난 지 14시간이 지났다면 탄수화물은 금지

저녁식사는 일어난 지 14시간 안에 끝내는 것이 이상적이지만, 어쩔 수 없이 늦어질 때도 있기 마련이다. 그럴 때는 저녁식사를 나누어 먹기로 섭취해 보자.

일어난 지 14시간이 지나면 영양이 불필요한 지방으로 축적되기 쉽다. 따라서 식사가 늦어질 것 같다면 주식에 해당하는 탄수화물 계열을 저녁 무렵에 미리 먹어둔다. 그러면 포만감이 들고 당질이 보급되므로 배고플 걱정도 없고 일의 효율성까지 높아져 일석이조이다.

단, 이때 유의할 점이 있다. 설탕, 소금, 간장 등을 듬뿍 넣어 맛이 강한 요리나 육류의 지방, 버터, 생크림, 기름이 많이 들어간 요리는 피해야 한다. 가능한 한 채소, 해조류, 버섯류, 흰 살이나 붉은 살 생선, 닭 가슴살 등을 이용하여 재료 본연의 맛을 살린 요리를 먹자.

일어난 지 14시간이 넘었다면 탄수화물은 먹지 않는다. 이것이 포인트이다. 외식하러 갔을 때 메뉴에 밥이 함께 나온다면 사전에 밥이 필요 없다고 일러두고, 어쩔 수 없이 밥을 먹어야 할 때는 남기도록 한다.

또한 집에 돌아와서 술을 마실 때는 술 외에 아무것도 먹지 말고 맥주처럼 도수가 낮은 술을 마신 뒤 잠을 잔다. 부족한 영양은 다음 날 아침이나 점심식사 때 영양을 보충하면 된다. 배고픔에 도저히 잠이 오지 않을 때는 우유나 두유(약 20ml)를 데워서 천천히 마시자. 속이 한결 진정될 것이다.

1일 4식에 밤에는 반주를 하면서도 살이 빠진 남성

영양 지도를 했던 한 남성(56세)은 얼핏 보면 통통할 뿐이었지만 혈당량, 당화혈색소(HbA1c, 과거 1년 동안의 혈당 레벨을 추측한 것)가 정상 범위보다 높았다.

이 남성은 보통 오전 5시에 일어나 오전 7시에 아침식사를 했는데 시간 자체는 다이어트에 나쁘지 않았다. 문제는 식사 내용이었다. 아침식사로 식빵 3장, 채소 샐러드(양상추, 토마토), 과일, 카페오레, 햄에그, 요구르트를 먹었고, 점심식사로 편의점 삼각김밥과 빵을 먹었다. 저녁 무렵에는 선물 받은 과자를 조금 간식으로 먹고, 오후 10시부터 오전 0시 사이에 저녁식사로 맥주(350ml) 3캔, 하이볼(위스키에 소다수를 섞은 음료) 3잔, 고기채소볶음, 생선구이, 밥 두 공기를 먹었다.

즉, 전체적으로 식사 내용에 주식(탄수화물)의 비중이 컸다. 특히 점심식사와 저녁식사를 하는 시간의 간격이 길어 그 사이에 심한 공복을 느꼈다. 결과적으로 주식을 다량 섭취하고 술도 많이 마시게 되었다. 게다가 금세 잠자리에 들고 일찍 일어나는 바람에 자주 설사에 시달렸다.

이 남성에게는 우선 식사 시간을 1.5배로 늘릴 것을 제안했다. 그리고 점심식사에서 저녁식사까지 시간 간격이 너무 길어 자연히 저녁식사량이 많아지므로 저녁 무렵에 일터에서 주먹밥 1~2개를 먹도록 조언했다.

일어난 지 14시간 안에 집에서 식사를 마칠 수 있는 평일이나 휴일에는 맥주(350ml)는 최대 3캔, 안주는 톳이나 무말랭이조림, 채소 스틱 등을 먹고, 고기도 소고기의 살코기 소량, 밥의 양은 어린이용 밥그릇 한 공기로 줄여 총 식사량을 지금까지의 3분의 2 정도로 할 것을 제안했다.

일어난 지 14시간이 지나서 식사할 때는 나누어 먹기를 하고, 최대한 채소와 해조류, 버섯류를 중심으로 섭취하며 주식은 먹지 않도록 했다. 술은 도저히 끊을 수 없다기에 맥주 1캔만 허용했다.

그 밖에도 아침식사로 식빵 3장을 먹은 뒤 점심식사로 삼각김밥과 빵을 먹고, 저녁식사로 밥 두 공기를 먹는 등 주식의 양이 적정량을 넘었기 때문에 아침식사로 빵은 1장, 점심식사로는 삼각김밥과 채소 샐러드, 삶은 달걀을 먹도록 지도했다.

그렇게 반년이 지나자 그의 위장은 크기가 작아져 빵과 밥을 많이 먹지 않게 되었고, 지방이 많은 고기도 예전만큼 먹지 않게 되었다. 더욱이 밤늦게 식사하는 습관이 사라졌고 배부를 때까지 먹는 일에 엄격하게 되었다.

위장의 80%만 찬 상태가 편안하기에 자연히 음주량도 줄었고 매끼마다 채소를 먹게 되었다. 그 결과 설사를 하지 않게 되었고 반년 동안 3kg을 감량하는 데 성공했다. 또한 각종 검사 수치도 낮아졌다.

운동하지 않고
소비 칼로리를 높이는 방법

체중을 감량하려고 마음먹었을 때 칼로리 제한과 더불어 운동이라는 단어를 떠올리는 사람이 많을 것이다. 아마 개중에는 '운동과 담을 쌓았다', '바빠서 운동할 시간이 없다'라며 한 발 빼는 사람도 적지 않을 것이다. 그런데 격한 운동을 하지 않고도 소비 칼로리를 높일 수 있는 방법이 있다. 예를 들어 아침에 한 시간 일찍 일어나기만 해도 칼로리 소비를 높일 수 있다. 이는 활동 시간을 늘림으로써 대사량을 높이는 것이다.

씻을 때에는 샤워만 할 것이 아니라 욕조에 뜨거운 물을 받아 놓고 천천히 몸을 담근다. 온열 효과로 체지방 분해에 좋다고 알려진 42도보다 조금 더 뜨거운 물에 들어가는 것이 좋다.

체온 상승은 체지방 연소에 반드시 필요한 조건이므로 사우나도 효과적이다. 그러나 고혈압 환자와 고령자는 피해야 한다.

　　또한 노래방에 가면 칼로리가 표시되어 소비 칼로리를 알 수 있는 경우가 있다. 이처럼 노래를 부르면 칼로리 소비가 늘어난다. 따라서 욕실에서 노래를 부르는 것도 좋다(잘 부르는 것처럼 들린다는 장점도 있다).

　　소리를 내는 것은 생각보다 많은 칼로리를 소비한다. 책을 읽거나 공부할 때 소리 내어 읽기, 가족이나 친구와 대화하기, 합창, 시 낭송 등을 시작해 보는 것도 효과적이다. 사교적인 성격은 자연스럽게 외출하는 횟수가 늘어나므로 활동대사량(일반적인 일상생활 및 운동으로 몸을 움직이는 데 필요한 에너지양)도 높아질 것이다.

　　뒤의 표 1-3은 일상생활 속에서 행하는 신체 활동의 강도를 표로 만든 것이다. 가만히 앉아 있는 상태가 1.0METs, 계단 내려가기와 실내 청소가 3.0METs이다. 일상 속의 사소한 신체 활동이 의외로 많은 운동이 된다는 것을 알 수 있다.

　　'METs'란 운동의 강도를 나타내는 단위이다. 신체 활동의 강도가 안정 시의 몇 배에 해당하는가를 나타내는 단위로, 가만히 앉아 있는 상태가 1.0METs, 평범한 보행이 3.0METs에 해당한다.

　　'엑서사이즈exercise'란 신체 활동량을 나타내는 단위로, 신체 활동의 강도에 신체 활동 실시 시간을 곱한 값이다. 보다 강한 신체 활동일수록 단시간에 1엑서사이즈를 형성한다. 예를 들어 3.0METs의 신체 활동을 1시간 행한 경우, 1엑서사이즈의 에너지 소비량은 개인의 체중에 따라 다르니 표 1-4에서 산출한다(에너지 소비량＝1.05×엑서사이즈×체중으로 산출할 수 있다).

3.0METs × 1시간 = 3엑서사이즈 (METs·시)

표 1-3 신체 활동과 운동 강도 (METs), 1엑서사이즈에 해당하는 시간

운동 강도 (METs)	신체 활동 내용	1엑서사이즈에 해당하는 시간
3.0	계단 내려가기, 실내 청소	20분
3.3	카펫 청소, 바닥 청소	18분
3.5	대걸레질, 청소기를 이용한 청소	17분
3.8	바닥 닦기, 욕실 청소	16분
4.0	지붕 위에 쌓인 눈 치우기	15분
4.5	묘목 심기, 정원의 잡초 제거	13분
5.0	아이와 놀기	12분
5.5	잔디 깎기	11분
6.0	삽으로 눈 치우기	10분
8.0	계단 오르기	8분
9.0	짐 위층으로 옮기기	7분

출처 : 일본 후생노동성 운동소요량·운동지침 책정검토회, 《건강을 만들기 위한 운동지침 2006 중 생활습관병 예방을 위하여》, 2006년.

표 1-4　1엑서사이즈의 신체 활동량에 해당하는 체중별 에너지 소비량

체중	40kg	50kg	60kg	70kg	80kg	90kg
에너지 소비량	42kcal	53kcal	63kcal	74kcal	84kcal	95kcal

※ 안정 시 에너지 소비량도 포함된 총 에너지 소비량

출처 : 일본 후생노동성 운동소요량·운동지침 책정검토회, 《건강을 만들기 위한 운동지침 2006 중 생활습관병 예방
　　　을 위하여》, 2006년.

　예를 들어 체중 50kg인 사람이 3.0METs의 신체 활동을 1시간 했을 경우에는 159kcal를 소비한 셈이다.

　이처럼 일상생활에서 몸을 움직이는 것만으로 제법 많은 칼로리가 소비됨을 알 수 있다.

케이크와 과자를 먹어도
쉽게 살찌지 않는 시간대가 있다!

아침부터 오후 3시 무렵까지는 살찌지 않는 시간대이므로 단 음식을 먹는다면 이 시간까지가 마지노선이다.

단, '케이크와 과자는 매일 오후 3시에 5분 이내로 먹는다'와 같이 시간을 정해두고 먹자. 줄기차게 먹다 보면 어느새 과식을 하게 된다. 또한 한 번에 먹을 양을 사전에 정해두자.

단, 음식을 내 돈으로 사 먹는 것도 정말 중요하다. 그 이유는 정말로 먹고 싶은 과자를 적당히 고를 수가 있기 때문이다. 먹고 싶지 않은 과자를 억지로 먹는 것은 이제 그만두어야 한다.

몸은 내가 먹은 음식으로 이루어진다. 마음에도 없던 과자로 여분의 지방을 만드는 것은 헛된 일이다. 내 몸의 지방은 내가 먹고 싶은 과자로 만들어야 하는 법이다.

운동하지 않고, 간식을 끊지 않고도 살이 빠진 여성

혈액검사 결과 중성지방과 혈당치가 높게 나왔고 몸매가 뚱뚱한 여성 (53세)이 영양 지도를 받기 위해 나를 찾아왔다. 그녀는 직업의 특성상 자주 과자를 선물 받았는데, 식욕보다는 과자의 맛이 궁금해서 맛만 보자는 식으로 무심코 집어 먹는 경우가 많았다.

그런데 문제는 한 입 먹어 보고 맛이 있으면 전부 먹어 버린다는 것이었다. 매일 많은 사람들에게 과자를 받아서 하루에도 수차례에 걸쳐 먹었고 취침 직전까지도 먹었다. 그녀는 조금만 먹을 생각이었지만 먹다 보면 멈출 수가 없었고 스스로 제어할 수 없어 괴롭다고 말했다.

그래서 내린 조치는 과자를 눈에 띄지 않는 곳, 꺼내기 귀찮은 곳에 두고, 먹는 시간은 오전~오후 3시 전후로 하며 저녁식사 후에는 금지할 것을 조언했다. 그러자 먹는 횟수가 줄어들었고 저녁식사를 끝내고 과자가 먹고 싶어지지 않도록 집에서 도보로 약 15분 걸리는 곳에서 1시간 동안 영어 회화 수업을 들었다.

또한 운동을 별로 좋아하지 않는 편이라 일상생활에서 몸을 움직일 궁리를 하도록 권했다. 예를 들면 청소할 때 의식적으로 꾸준히 움직이기, 음악을 듣고 따라 부르며 청소하기, 청소할 곳을 늘리기, 지하철역까지 걸어가기 등 일상생활 속에서 할 수 있는 운동법을 알려주었다.

또 요리할 때 정확히 계량하도록 조언한 것이 효과가 있어서 자신에게 꼭 필요한 섭취 칼로리 안에서 요리하게 되었다.

더욱이 체중을 기록하고 식사 일기를 작성함으로써 매끼마다 채소를 먹게 되었고, 그 결과 두 달 만에 체중이 3kg, 넉 달 만에 6kg이 줄어들었다. 혈액검사 결과도 정상 범위로 돌아오게 되었다.

PART 1
이것만은
기억해두자!

- ☑ 리듬식 다이어트는 평소 자신의 식습관과 생활습관 등의 리듬을 아주 조금만 바꾸어 살찌기 어려운 체질로 만드는 것이다.

- ☑ 언제, 무엇을, 어떤 조합으로 먹느냐가 포인트이다.

- ☑ 일어나고 나서 12시간 동안은 살 빠지는 시간이다.

- ☑ 주말이 휴일이라면 수요일이 살 빠지는 요일이다.

- ☑ 겨울은 살 빠지는 계절이다.

- ☑ 먹는 속도를 바꾸면 살이 빠지기 쉽다.

- ☑ 일어난 지 14시간 안에 세 끼를 다 먹도록 한다.

- ☑ 일어난 지 14시간 안에 세 끼를 끝내지 못할 경우에는 저녁식사를 나누어 먹는다.

- ☑ 간식은 오후 3시 전후에 5분 이내로 먹는다.

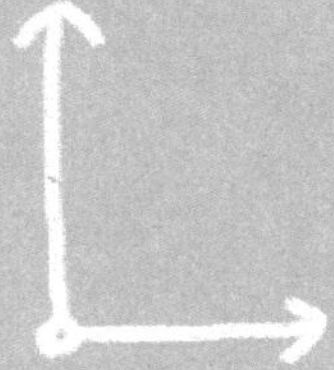

나는 왜 살이 찔까?

당신의 살이 빠지지 않는 이유는
바로 이것이다!

▬ 저녁식사에 중점을 둔 식생활은 금물!

아침, 점심, 저녁식사 중 어디에 비중을 두는가에 따라 살이 찌느냐 빠지느냐가 결정된다. 그렇다면 어디에 중점을 두면 살이 찌게 될까?

모두 예상한 대로 답은 저녁식사이다. 저녁에 오랜 시간에 걸쳐 술을 곁들인 식사를 하거나, 튀김이 주를 이룬 안주를 섭취한 뒤 라면으로 마무리를 하거나, 뷔페나 코스 요리를 먹는 경우이다. 또한 집에서 밥을 먹더라도 종종 후식으로 케이크나 과자를 먹고 그대로 잠드는 일이다.

누구나 알고 있듯이 이러한 식습관을 가진 사람은 살이 찔 수밖에 없다. 시간 영양학상 주 시계 유전자의 구성 요소 중 지방의 합성을 촉진시키는 물질이 오후부터 늦은 밤사이에 늘어나서 쉽게 살이 찌기 때문이다.

따라서 살을 빼려면 먼저 저녁식사에 가장 큰 비중을 둔 식습관부터 고쳐야 한다.

모든 식사는 공복이 느껴질 때 시작하는 것이 가장 이상적이다. 특히 아침에는 공복을 느끼면서 깨어나는 것이 좋다. 그리고 일어난 지 2시간 안에 충분히 아침식사를 섭취해야 한다. 이는 점심식사도 마찬가지이다. 역설적으로 들릴지도 모르지만 이러한 습관이 결국 다이어트로 이어진다.

30분을 넘게 식사를 하거나 아침식사를 거른 채 점심식사를 하기 전까지 수시로 간식을 섭취하면 인슐린insulin 등의 호르몬이 늘 분비되는 상태가 되어 몸에 좋지 않다.

식사 시간은 30분 정도로 제한하고 출출할 때는 양치질을 하거나 문자를 보내는 등 관심사를 다른 곳으로 돌려보자.

저녁식사의 식단도 생각해야 한다. 튀김이나 케이크 등의 고칼로리 음식을 먹거나 라면＋볶음밥처럼 주식을 한꺼번에 섭취하거나, 코스 요리나 뷔페 등으로 배불리 먹는 날은 일주일에 하루면 충분하다.

그 외의 날에는 채소, 해조류, 버섯류를 중심으로 꼭꼭 씹어 먹고 따뜻한 수프나 된장국을 곁들이는 식으로 칼로리가 낮으면서도 포만감을 주는 식사를 해야 한다.

불규칙한 생활습관이 체내시계의 리듬을 망가뜨린다

귀가가 늦어진 날에는 저녁식사와 샤워 시간도 늦어지고 그에 따라 취침 시간도 늦어지므로 수면 부족에 시달리게 된다.

수면 부족에는 생활환경이 영향을 미친다. 요즘은 늦은 시간까지 문을

여는 편의점과 식당, DVD방, PC방 등 낮과 밤을 가리지 않고 영업을 하는 곳이 많아서 밤을 지새우게 만드는 환경이 조성되어 있다.

수면 시간이 짧고 만성적 수면 부족에 시달리는 사람의 위장에는 식욕을 증진시키는 펩티드peptide 호르몬이 과다하게 분비된다. 그 결과 좀처럼 포만감을 느끼지 못하여 과식을 하게 되는 것이다.

따라서 다이어트의 기본 중 기본은 충분한 수면 시간을 유지하는 것이다. 정해진 시간에 잠자고 일어나는 습관을 들이는 것이 가장 이상적이라 할 수 있다.

아침에 일어난 뒤 햇볕을 쬐며 체내시계의 리듬을 초기화하면 수면 조절에 관여하는 호르몬이 분비되어 15~16시간 뒤에 졸음이 쏟아진다. 기상 시각과 취침 시각이 불규칙하면 체내시계의 리듬이 깨져서 살찌기 쉬운 생활습관에 빠지게 된다. 그래서 다이어트를 할 때는 정시에 일어나고 정시에 자는 일이 매우 중요하다.

일하는 시간이 밤이라 할지라도 규칙적으로 먹고 자면 살찌지 않는다. 실제로 내가 아는 사람 중에 일 때문에 올빼미형 생활을 하면서도 살찌지 않는 사람이 있다. 요식업계에 종사하는 남성으로 기상 시각이 오후 3시였다. 그리고 오후 3시 30분에 아침식사를 하는데, 메뉴는 요구르트, 바나나, 녹즙이었다. 점심식사 시각은 오후 7시로, 밥과 생선 반찬을 중심으로 하고 고기를 섭취할 때는 닭 가슴살을 먹었다. 또 다른 반찬으로는 삶은 톳 등 말린 해조류가 들어간 음식에 따끈한 채소와 약간의 두부를 곁들였다.

　　그리고 출퇴근 시에는 한 시간씩 걸어서 다녔다. 그리고 아침 8시 30분에 저녁식사로 우유(200ml)를 마신 뒤 오전 9시에 잠을 청했다.

　　이렇듯 먹는 음식에 신경을 많이 쓰고 규칙적으로 섭취한 덕분에 살찌는 일이 거의 없이 생활하고 있다.

식사 시간이 들쭉날쭉하면 장 속 환경이 망가진다

　　생활이 불규칙하면 식사 시간도 불규칙해져서 음식을 자주 거르게 되고 1일 2식만 하는 경우가 잦아진다. 하지만 이렇게 식사 시간이 불규칙하거나 음식을 거르면 위장에 부담이 가기 쉽다. 또한 1일 2식이 습관화되면 우리 몸은 기아 상태라고 판단하여 지방을 몸에 축적하게 되므로 쉽게 살이 찐다.

　　우선 식사 시간이 들쭉날쭉하면 위장이 쉴 시간이 없다. 특히 밤늦게 식사하면 잠을 잘 때 위장 속에 음식물이 머무르게 된다. 이렇게 위장 속에 오랜 시간 동안 음식물이 남아 있으면 위장에 손상을 일으켜 잠에서 깼을 때 더부룩함과 불쾌감이 느껴지고 식욕이 감퇴하기도 한다.

　　또한 과식으로 위장에 음식물이 가득 차면 위장이 필요 이상으로 부풀어 오른다. 그뿐만 아니라 다 소화되지 못한 음식물은 위장에 남게 되고 이것이 소장으로 밀려가면 소화가 제대로 이루어지지 못하여 결국 대장에서 음식물이 발효되고 장 속 환경이 망가진다. 이러한 현상이 거듭되면 변비로 이어지게 되는 것이다.

　　누구나 여행으로 취침, 기상, 식사 시간이나 식단이 변하여 배설이 잘

되지 않았던 경험이 있을 것이다. 이 역시 흐트러진 식사 시간이 근본적인 원인이다. 또 변비가 오래 이어지면 아랫배가 볼록해지게 되고 방귀 냄새도 독해진다. 뿐만 아니라 체중도 늘어나게 된다.

변비가 있는 상태에서 장 속이 지저분하게 되면 장에 쌓인 노폐물이 영양소와 함께 체내로 유입되는데, 이 영양소는 세포로 흡수되지 못하고 지방으로 축적되어 살이 된다. 반대로 정상적인 상태에서 혈액과 함께 운반된 영양소가 각 세포로 매끄럽게 흡수되면 세포의 에너지대사가 상승하여 쉽게 살이 찌지 않는다. 또한 장 속 환경이 개선되어 방귀 냄새도 나지 않게 된다.

식이섬유가 부족해도 장 속 환경이 망가진다

채소, 해조류, 버섯류 등의 식이섬유가 부족한 현상이 이어지면 장 속 환경은 망가지게 된다. 식이섬유에는 수용성과 불용성의 두 종류가 있다.

불용성 식이섬유는 물에 녹지 않기 때문에 물을 흡수하여 팽창함으로써 장을 자극하고 장의 연동운동을 활발하게 만든다. 그 결과 장 속에 쌓여 있는 노폐물이 밖으로 배출되어 배설을 촉진하고 변비를 예방하는 것이다. 또 수용성 식이섬유는 혈중 콜레스테롤의 상승을 막아 장 속 세포(선옥균)를 늘리는 일을 한다.

장 속 세균은 악옥균(우리 몸에 나쁜 작용을 하는 부패균)과 선옥균(우리 몸에 좋은 작용을 하는 발효균)으로 나뉜다. 이것에 의해 식이섬유가 발효되면 단쇄지방산monoenoic fatty acid이라는 물질로 변한다. 단쇄지방산이 생기면 장 속이 산성에 가까워져서 악옥균이 생식하기에 부적당한 환경으로 변한다. 식이섬유가 부족하면 이러한 활동을 저하해서 변비와 장 속 환경의 악화를 초래한다.

장 속 환경의 개선으로 6kg 감량에 성공한 여성

몸이 통통하고 평소 혈당치와 당화혈색소가 조금 높고 변비로 고민 중인 회사원 여성(45세)이 나를 찾아왔다. 그녀는 다이어트를 위해 이따금 헬스장에 다니고 있었고, 출퇴근 시에는 한 정거장을 앞서 내려 집까지 걸어가는 등 몸을 움직이는 편으로 운동이 부족한 것 같지는 않았다.

식사도 나름대로 신경 써서 아침식사는 바나나 2개와 초콜릿 1개, 또는 건강식품(140kcal) 1개로 제한하고 있었다. 그런데 아침 또는 저녁식사를 건너뛰고 1일 2식을 하는 경우도 있었다.

점심식사는 직접 도시락을 싸 가거나 사내 식당에서 제공하는 건강 메뉴인 요일별 정식(500kcal 이내)을 선택했다. 그럼에도 좀처럼 살이 빠지지 않아서 고민이었다.

집에서 먹는 식사 메뉴에 대해 묻자 시부모님과 함께 살고 있어서 식사 준비는 시어머니가 담당한다고 했다. 시어머니는 주로 호박, 연근, 토란, 고구마 요리를 자주 하는데 본인은 채소, 해조류, 버섯류를 사용한 요리가 먹고 싶지만, 식단까지 간섭하지는 못한다고 했다.

그녀의 말을 종합해 볼 때 그녀의 변비가 개선되지 않는 이유는 채소 섭취 부족으로 보였다. 콩이나 감자는 채소류로 분류되어 있지 않으므로 아무리 많이 먹어도 채소를 섭취했다고 할 수 없었다. 이를 착각해서는 안 된다.

더욱이 점심식사로 먹는 도시락도 아침이나 저녁식사에서 남긴 반찬으로 이루어져 있었다. 밥, 찐만두, 꽁치구이, 비엔나소시지, 콩조림, 감자나 연근조림 등으로 구성되었고 채소가 거의 없었다.

영양 성분을 분석해 보면 식이섬유가 풍부한 감자류를 섭취하기는 했지만 식이섬유의 하루 총 섭취량이 부족하며 당질의 과다 섭취, 수분 부족, 비타민류의 부족 등 영양 섭취의 편향이 눈에 띄었다.

따라서 아침식사로 섭취하는 과일은 비타민 보충을 위해 감귤류로 바꾸고, 건더기가 풍부한 채소 수프(107쪽 참고)를 먹을 것을 권했다. 시어머니께 만들어 달라고 말하기는 어려우므로 주말에 직접 만들도록 하고 아침식사용으로 일주일 분량을 만들어서 낱개로 포장한 뒤 냉동해 두고 식사 직전에 데워 먹게 했다.

또한 하루 세 끼를 꼭 챙겨 먹고, 끼니를 거르지 말 것을 당부했다. 밥도 하루 200g 이상을 섭취하고 있었으므로 100g으로 줄였다. 아침식사를 할 때 건강식품이나, 초콜릿, 바나나만 단품으로 섭취하던 습관도 바꾸도록 했다.

저녁식사량을 줄이고 당질이 많은 식재료를 사용하거나 기름을 듬뿍 쓴 반찬을 먹지 않도록 주의했다. 그러자 반년 뒤에는 매일 원활한 배변을 하게 되었고, 6～7kg의 감량에 성공하여 검사 수치도 정상 범위로 돌아오게 되었다.

채소 주스는 채소를 대신할 수 없다

좀처럼 살이 빠지지 않는 사람이라면 현재 섭취하고 있는 식사량이 정말로 자신에게 맞는 적정량인지 다시 점검해 볼 필요가 있다.

구체적으로는 앞에서(24쪽 참고) 설명한 것처럼 자신에게 맞는 추정 에너지 필요량을 알아야 한다. 그리고 그것을 실천하며 일즙삼채一汁三菜(하나의 국에 한 가지 주반찬, 두 가지 부반찬) 스타일로 몸에 필요한 영양소를 과하거나 부족하지 않게 섭취하여 균형 있는 식사를 유지해야 한다.

평소에 식사를 5분 만에 끝내는 사람은 평소보다 조금 느리게 먹어 보자. 천천히 꼭꼭 씹어가며 맛을 즐기라는 말이다. 꼭꼭 씹으면 식욕을 억누르는 렙틴leptin과 히스타민histamine이 분비되며, 맛을 즐기면 세로토닌serotonin(행복감을 느끼게 해주는 신경 물질로, 신체리듬을 유지하고 면역력을 강화시킨다)이 분비되어 어려움 없이 식사량을 조절할 수 있다.

적정량은 개인에 따라 차이가 있지만 칼로리 맞추기에만 몰두하다 보면 영양이 불균형하거나 포만감이 들지 않아 실패하는 경우가 있다.

만족스러운 식사량을 확보하면서 동시에 영양소의 과부족이 없는 식사, 영양의 균형이 잡힌 식사를 하는 가장 간단한 방법은 정식 스타일로 먹는 것이다.

예로부터 정식의 기본은 일즙삼체이다. 주식(밥, 빵, 면류 등)에 한 가지 국, 한 가지 주반찬(육류, 어패류, 달걀, 콩 제품), 두 가지 부반찬(채소, 해조류, 버섯류, 우유·유제품, 감자류, 과일)을 차리자.

가장 중요한 점은 끼니마다 채소를 섭취해야 한다. 이때 생채소는 양손에 가득 쥔 양, 가열한 채소는 한 손에 가득 쥔 양, 또는 작은 밥그릇 두 개의 양이면 된다. 채소를 먹기가 여의치 않을 때에는 다음 식사 때에 빠진 분량을 채우면 된다.

요즈음에는 채소 섭취가 쉽지 않아서 채소 주스를 마시는 사람들이 제법 많다. 하지만 채소 주스는 부반찬에 해당하는 채소가 될 수 없음을 알아야 한다. 채소 주스에는 불용성 식이섬유가 적거나 일부 영양소가 결여되어 있어 직접 채소를 섭취하는 것과 동일한 효과를 기대하기는 어렵다. 주스가 채소의 대용품이 될 수는 없으니 도저히 채소를 섭취하기 어려운 상황에 한해서만 먹도록 하자.

채소 주스를 줄이자 체중이 줄어든 남성

어떤 독신 남성(60세)은 혈액검사 결과 중성지방과 혈당치가 높았다. 혼자 살고 있으면서 밥은 직접 해 먹었지만 요리를 잘하는 편은 아니라서 반찬류는 주로 사다 먹는 편이었고, 식사에 많은 신경을 쓰고 있었다.

이 남성은 건강 정보에서 본 내용으로 식탁을 차렸는데 가령 채소 주스는 몸에 좋다고 하여 마시고 있었고, 현미는 미네랄이 풍부하다고 해서 섭취하고 있었다. 이렇게 해서 끼니마다 채소 자체를 먹는 것이 아니라 시중에서 판매하는 과일과 채소가 혼합된 주스를 마셨는데 그 양이 한 번에 200ml씩 하루에 총 600ml나 되었다.

주식으로는 소화에 좋다는 떡을 하루 2번, 한 끼에 3~4개씩 먹었다. 밥을 먹을 때는 현미를 넣은 밥을 한 공기 먹었고, 채소와 과일은 주스로 대신했다.

이 식사 내용을 살펴보면 당질이 에너지로 바뀔 때 필요한 비타민류와 혈당치 상승에 영향을 미치는 식이섬유가 명백하게 부족했다. 따라서 주식, 주반찬, 부반찬의 구성을 바꾸고 영양 균형을 맞추기 위해서 주식을 적정량으로 줄여야 했다. 이에 따라 끼니마다 채소를 섭취하고, 의사가 지시한 칼로리(치료를 위해 의사가 판단하여 지시한 하루에 필요한 칼로리)인 1,600kcal의 식사를 할 것을 권했다.

그러자 그는 이미 대량의 주스를 사 둔 상황이라 다 먹을 때까지는 하루 식사에 포함시키고 싶다고 말했다. 그래서 주스는 아침식사를 할 때 200ml만 마시라고 충고했다.

주스는 채소와 과일을 대신할 수 없다고 설명한 뒤, 과일은 점심식사를 할 때 날것으로 하루 약 200g을 섭취하고 채소는 채소 수프(107쪽 참고)를 소개하며 매끼 먹게 했다. 그 결과 두 달 뒤에는 중성지방과 혈당치가 정상 범위로 돌아왔다.

영양 지도를 하다 보면 매스컴에서 몸에 좋다고 떠드는 음식을 많이 먹으면 그만큼 좋아질 거라 생각하는 사람이 많다. 그래서 채소 주스를 포함해 칼슘이 풍부하다고 알려진 우유, 참깨, 뱅어포 등을 지나치게 섭취하는 사람이 그토록 많은 것이다. 이들은 과유불급을 마음에 새겨야 한다.

밤에는 케이크와 과자를 먹지 않는다

케이크와 과자는 주로 당질과 지방으로 이루어져 있기 때문에 칼로리가 높고, 그래서 먹으면 살이 찐다. 하지만 섭취한 칼로리를 소비하면 살이 되지 않는다. 그렇다면 이른 시간대에 식사를 끝낸 뒤 의식적으로 몸을 움직이면 살이 찌지 않을 것이다.

반면 상대적으로 몸을 움직일 시간이 짧은 밤에 케이크를 먹으면 살이 찌는 것은 당연한 결과이다.

이따금 참을 수 없이 단 음식이 먹고 싶을 때가 있다. 단 음식이 먹고 싶을 때는 지금이 몇 시인가를 확인하자. 먹어도 되는 시간(아침부터 오후 3시 전후까지)이라면 괜찮지만 그 이외의 시간대는 금물이다.

또한 공복이 아닌데 눈이 먼저 먹고 싶어 할 때도 참아야 한다. 조금만 더 참았다가 오후에 출출해지면 먹도록 하자. 자세한 내용은 다음 장에서 설명하기로 한다. 또한 매일 케이크와 과자가 먹고 싶은 사람은 아침부터 오후 3시를 전후하여 약 200kcal 정도의 것이라면 허용 가능하다.

나의 경우에 과자를 먹은 날은 저녁식사를 신경 써서 먹는다. 저녁식사의 주식을 평소의 절반으로 줄이거나 먹지 않으며 음주도 삼가한다.

관리영양사라는 직업상 살을 빼고 싶다는 사람들과 반대로 살이 찌고 싶다는 사람들을 많이 만난다. 이들의 식사 내용과 섭취 방법을 보면 다이어트에 참고가 되며, 특히 살이 찌고 싶어 하는 사람의 식사 내용은 살을 빼고 싶어 하는 사람과 동일하게 지도한다.

마른 사람들의 식습관을 보면 식사 전에 수분을 섭취하고, 식사 중에도 물이나 차를 마시며 주식은 소량 섭취한다. 그리고 빵이나 밥에는 현미나 잡곡이 들어 있으며 채소를 듬뿍 섭취한다. 또한 과식을 하면 죄책감을 느끼고 식사는 약 30분에 걸쳐서 천천히 먹는다.

저녁식사를 마치고 잠자리에 들 때까지는 약 3시간 정도의 여유가 있는데, 그 사이에는 아무것도 먹지 않는다.

과자는 가급적 오전 중에 먹는다. 과자를 먹는다고 금세 살이 찌는 것은 아니다. 오히려 과자를 먹는 시간대와 그 밖의 식사를 얼마나 규칙적이며 균형 있게 하는지가 포인트이다.

술과 과자는 사지 않는다

집에 술과 과자를 사 놓지 않기, 눈에 띄지 않는 곳에 두기, 꺼내기 번거로운 곳에 두기를 실천해 보자. 나는 집에서 술을 마실 때 되도록 와인은 작은 병, 맥주는 1병(500ml)으로 제한하는 등 한 번에 마실 양만 당일에 구입하여 과음하지 않도록 주의하고 있다.

이 원칙은 케이크나 과자를 살 때에도 적용하고 있다. 당일 먹을 만큼만 구입하는 것이다. 슈퍼마켓에서 묶음으로 판매하는 과자를 사서 한 봉지만 먹기란 몹시 어려운 일임을 알아야 한다.

식사 일기로 좋은 습관과 나쁜 습관을 구별하기

식사 일기를 작성하여 자신의 생활리듬과 식사리듬을 점검해 보자. 식사 일기를 작성하는 동안에 자신의 체질을 파악할 수 있다.

예를 들어 체중이 늘었을 때의 식사 내용이나 생활습관, 살이 빠졌을 때의 식사 내용이나 생활습관을 정확히 적어 놓으면 자신을 객관적으로 판단하는 계기가 된다. 다음의 표 2-1을 참고하면 식사 일기를 작성하는 데 도움이 될 것이다.

식사 일기를 쓰다 보면 어느새 '나의 살 빠지는 습관은 바로 이것이다!'라는 자신만의 방식이 보일 것이다. 간혹 자신은 많이 먹지도 않는데 살이 빠지지 않는다고 말하는 경우가 있다. 그런 사람의 식사 기록을 확인해 보면 한 번에 많은 양을 먹지는 않아도 사탕을 입에 달고 살거나, 청량음료를 마시거나, 샐러드에 마요네즈나 드레싱을 듬뿍 뿌려 먹는다. 또한 채소 주스를 만들 때 꿀을 넣는 등 식사 이외에도 제법 많은 칼로리를 섭취하고 있다.

표 2-1 식사 일기 작성 예시

2012년 2월 29일 기상 시 체중 53kg, 배변 활동을 함

하루 생활리듬	아침식사	점심식사	저녁식사
	오전 7시~7시 20분	오후 12시~12시 20분	오후 7시~7시 20분
	20분 소요	20분 소요	20분 소요
■**기상 시각** 오전 6시 ■**취침 시각** 오후 11시 ■**수면 시간** 7시간 ■**저녁식사 후 취침까지의 활동** TV 시청	**식사 내용** **주식** 식빵 1장, 버터 **주반찬** 달걀 프라이 **부반찬 1** 샐러드 (토마토 1개, 오이 1개) **부반찬 2** 요구르트 **국** 포타주 수프	**식사 내용** **주식** 버섯밥 **주식** 닭튀김 **부반찬 1** 샐러드 (브로콜리, 조름나물) **부반찬 2** 과일 조각 (사과, 키위) **국** 없음	**식사 내용** **주식** － **주반찬** 생선구이 (곱게 간 무) **부반찬 1** 시금치무침 **부반찬 2** 오이초무침 **국** 채소 수프 (당근, 양배추, 양파) **기타** 캔 맥주(500ml)
간식 **야식**	**오후 3시**　　쿠키 2개 **오후 9시**　　전병 1개, 녹차 1잔		

식사 일기의 작성 포인트는 다음의 두 가지이다.

❶ 식사 내용은 주식, 주반찬, 부반찬 1, 부반찬 2, 국 종류대로 적는다.
❷ 채소나 과일은 식품명을 적는다.

식사 일기는 자신의 식사량과 생활습관을 아는 것이 목적이다. 꾸준히 작성하여 개선해야 할 부분을 찾아내자. 너무 자세히 적으면 번잡하고 귀찮아지므로 간결하게 적는 것이 좋다.

살이 빠지기 쉬운
식습관과 리듬이 있다

1일 3식을 일정한 리듬으로, 즉 매일 비슷한 시간에 비슷한 식사량을 섭취하면 쉽게 살이 빠진다.

예컨대 오전 6시에 일어나서 아침식사는 오전 7시까지 끝내고, 점심식사는 오후 12시, 저녁식사는 오후 7~8시까지는 끝낸다.

일어난 지 12시간 안에 모든 식사를 끝내는 것이 이상적이지만 불가피한 경우에는 적어도 일어난 지 14시간 이내에 세 끼를 다 먹어야 한다.

1일 3식의 리듬뿐만이 아니라 1식 안에서의 리듬에도 신경을 써야 한다. 1식 안에서의 리듬이란 먹는 순서를 말한다. 맨 처음에 국과 부반찬, 그다음에 주반찬, 마지막에 주식의 순서로 먹는다. 중요한 것은 주식의 경우에는 배가 부르면 양을 줄이거나 먹지 않도록 한다.

또한 일주일의 식사리듬에도 신경을 쓴다. 일주일에 한 번은 좋아하는 음식을 마음껏 먹어도 되는 만찬 데이로 만들자(주말에 쉬는 사람은 수요일, 그 밖의 사람은 휴일 다음 날부터 약 사흘째 날).

간식은 매일 동일한 시간에 리듬에 맞추어 먹자. 오후 3시로 정했다면 그 시간을 지켜서 케이크나 과자를 음미하자.

저녁식사에도 나누어 먹기 리듬이 있다. 야근 때문에 일어난 지 14시간이 지나서 식사하게 되었다면, 나누어 먹기를 실천하여 일어난 지 12시간 안에 주식을 섭취하는 리듬을 지키도록 한다.

즉, 살찌기 쉬운 주식인 탄수화물을 미리 구입하여 먹는 식으로 살찌기 어려운 시간대에 섭취하는 것이다. 그리고 일어난 지 14시간이 지난 뒤인 귀가 후에는 주식을 제외한 음식을 먹는다. 이렇듯 주식과 주반찬, 부반찬을 나누어 먹음으로써 영양 균형과 하루 식사리듬을 유지할 수 있다.

또한 식사의 강약을 고려하여 섭취 칼로리를 조절하자. 과식을 했을 때는 그다음 식사에서 칼로리를 줄이고 공복감을 즐기는 여유를 갖자.

공복 시에는 '불필요한 지방이 연소되고 있다'라고 생각하면서 살이 빠지고 있음을 의식하면서 유혹을 이겨내자.

이렇게 식사 간격을 두게 되면 지방이 잘 쌓이지 않지만 1일 2식처럼 간격이 너무 넓으면 몸이 기아 상태가 되므로 오히려 쉽게 살이 찐다.

공복감이 없는 상태에서 음식을 먹는 것도 살이 찌는 원인이 된다. 우리 몸의 간장에 있는 글리코겐glycogen이 줄어들면 공복을 느끼게 되는데, 이때 식사를 하면 당질이 글리코겐 합성에 쓰여 살이 잘 찌지 않는다.

반면 글리코겐이 가득 찼을 때 먹으면 당질이 여분의 지방으로 변할 가능성이 높다.

식후 몇 시간 동안은 아무것도 먹지 않고 다음 식사나 간식을 먹을 때까지 약 2~3시간의 간격을 두는 리듬을 지키자.

결과에 안달하지 말고,
살 빠지는 습관을 들이자

■　요요 현상을 막는 비결은?

마음이 급한 나머지 식사량을 극단적으로 줄여서 일시적으로 체중이 감소했다가 금세 요요 현상을 경험한 사람이 많을 것이다. 부끄럽지만 나 역시 마찬가지였다.

식사량을 급격히 줄이면 몸의 항상성 유지 기능이 작용하여 지방이 쌓이기 쉬운 상태가 되기 때문에 오히려 쉽게 살이 찐다.

'항상성 유지 기능'이란 몸이 뜨거워졌을 때 땀으로 열을 발산시켜서 체온을 일정하게 유지하는 것으로 환경의 변화에 대응하여 몸의 상태를 안정적으로 유지하려는 체계를 말한다.

1일 2식을 하면 이러한 항상성 유지 기능에 의해 몸이 기아 상태라고 판단해서 일정량의 지방을 유지하려고 한다. 그러므로 지방이 줄지 않게 되는 것이다. 따라서 식사량을 급격하게 줄이기보다는 식사 시간과 생활 습관을 바꾸고 세 끼를 적절하게 먹는 것이 긴 안목으로 볼 때 훨씬 효과적이다.

습관을 바꾸는 데는 어느 정도의 노력이 필요하지만, 다이어트의 경우 시간만 바꿔도 살을 뺄 수 있으며 꾸준히 반복하면 습관이 된다. 즉 '살 빠지는 습관'이 들면 성공한 것이다.

이러한 습관의 기본은 일어난 지 14시간 안에 식사를 끝내고 취침 전까지 아무것도 먹지 않는 상태를 유지하는 것이다. 하지만 식생활에 맞춰서 생활습관을 바꾸는 일도 중요하다. 예를 들면 저녁식사 뒤에 산책을 하거나 헬스장에 가는 등 자기계발의 시간을 갖는 것이다.

나는 평소 술을 무척 좋아해서 금주를 하는 것이 쉽지 않았지만 한 달 넘게 술을 끊었던 적이 몇 번 있었다. 자격증 시험이 한 달 남았거나 발표회가 있는 등 진지하게 공부하고, 연습해야 하는 중대한 일이 있을 때였다.

당시 나는 중학교에서 급식을 만들면서 관리영양사 시험을 준비했다. 그때는 근무시간이 오전 7시부터 오후 4시까지였기 때문에 밤에 공부를 해야 했다. 과식이나 과음을 하면 집중이 되지 않으므로 식사는 위장의 80%만 채웠고 금주를 하여 머리가 맑은 상태에서 공부했다. 나의 직업 인생 중에서도 가장 중요한 자격증 시험이라 그만큼 진지했다. 시험 한 달 전부터 금주를 시작했는데, 시험이 끝났을 무렵에 몸무게가 약 1kg이 줄어 있었다.

피아노 발표회를 앞두고는 밤에 헤드폰을 끼고 연습했다. 피아노는 집중력이 지속되지 않으므로 발표회 한 달 전부터 1회에 약 30분씩 2회로 나누어 연습했는데, 진지한 마음으로 임하자 식욕보다도 의욕이 불타올랐다. 관리영양사 시험 때만큼 진지하지는 않았지만 다른 사람들이 피아노를 치는 내 모습을 본다는 생각에 살이 쪄서는 안 된다는 생각이 들었다. 이러한 생각이 체중을 유지해야 한다는 동기로 작용되었다.

일본 항노화의학회 지도사 시험 준비로 공부할 때는 근무시간이 오후 6시 30분까지였는데, 귀가하여 저녁식사를 먹고 나면 공부할 시간이 충분하지 않아 최대한 일찍 자고 일찍 일어나서 1시간씩 공부했다. 이때도 두 달 만에 1kg을 감량했다.

지금은 가을 마라톤 대회를 위해 일주일에 한 번, 저녁식사를 끝내고 헬스장에 들러서 러닝머신으로 3km를 달린다. 또한 월 1~2회, 고궁을 찾아 한두 바퀴 달린다.

시험을 앞두고 친구에게 뒤지고 싶지 않아서 열심히 공부하듯이 마라톤 역시 함께 달리는 친구가 있으면 자극이 된다. 나는 두 달 만에 1kg을 감량했고, 지금도 여전히 술을 절제하고 있다.

저녁 시간을 잘 보내야 살이 빠진다

영양 지도를 하다 보면 '저녁식사 시간대와 저녁식사 이후에 어떻게 시간을 보내면 좋을까?'라는 질문을 가장 많이 받는다. 저녁식사를 끝낸 뒤부터 잠을 자기 전까지는 아무것도 먹지 말아야 하므로 그사이에 어떻게 식욕을 억제하는가가 관건이다.

이때 몰두하거나 진지하게 할 수 있는 일이 있으면 먹을거리 생각을 잊을 수 있다. 실제로 나는 그렇게 해서 한 달에 약 1kg을 감량했다.

반면 아무 소일거리도 없이 느긋하게 있으면, 술을 마시고 줄기차게 음식을 섭취한 후 취침하게 되어 금세 살이 찐다. 배가 고프지 않은데도 과자를 먹거나 술이 딱히 마시고 싶지 않은데도 자기도 모르게 손이 가는 것이 바로 이런 때다.

음주는 살이 찌는 지름길이며 두뇌의 회전도 방해한다. 하지만 금주를 하면 살이 빠지고 머리도 맑아진다. 따라서 부주의로 인한 실수가 줄어들며 저녁식사 이후의 시간도 유용하게 사용할 수 있다.

술을 마시고 잠을 자는 생활을 반복할 것이 아니라 자신에게 적합한 취미 활동을 통해 생활의 만족감을 느끼며 삶의 질을 높여야 한다.

다이어트와 함께 자신이 몰두할 수 있는 일을 찾아서 노력한다면 이는 인생의 변화로까지 이어질 수 있다.

시간 영양학 이해하기

앞에서 살펴본 바와 같이 우리는 생활습관과 식사리듬을 조금만 바꿔도 살이 찌지 않는 몸을 만들 수 있다는 사실을 알게 되었다. 우리는 체내에 존재하는 시계 유전자를 활용함으로써 무리하지 않고 다이어트를 할 수 있는데, 이것이 바로 시간 영양학과 관계된 것이다. 이제 리듬식의 원리에 대해 간단히 살펴보자.

뇌를 비롯한 우리 몸의 각 부위는 생명을 유지하기 위해 생체리듬에 따라 일정하게 돈다.

주기는 하루를 주기로 하여 돌거나 월, 연 등의 다양한 종류로 돈다. 특히 울트라디안 리듬^{ultradian rhythm}처럼 1일 이하의 짧은 리듬도 있다.

체내시계는 우리가 본래 지니고 있는 시계 유전자에 속한다. 특히 뇌의 시신경이 교차하는 시교차 상핵에 있는 주 시계 유전자가 총사령탑을

맡아서 약 25시간의 일주리듬을 이루고 있다.

주 시계 유전자는 지구의 자전에 맞추어 24시간 주기로 움직이며 아침에 일어나 햇볕을 쬐면 초기화된다. 또한 심장, 간장, 폐, 근육 등 거의 전신의 세포에 존재하는 시계 유전자는 '말초 시계 유전자'라고 불리며 각각 독자적인 리듬을 이루고 있다. 이것 또한 아침식사를 섭취하면 초기화된다.

최근 연구를 통해 우리 몸의 각종 호르몬 및 효소 분비 리듬, 영양소의 대사 리듬은 시계 유전자에 의해 제어된다는 사실이 밝혀졌다.

시간 영양학은 시계 유전자가 담당하는 체내시계의 리듬을 이용하여 무엇을 어떻게 먹을지 실천하는 최신 과학이다. 식사를 할 때 영양 균형만을 생각하는 것이 아니라 다양한 체내시계의 리듬을 유효하게 이용하여 식사 시간과 타이밍을 포착한다.

예를 들어 영양소의 흡수가 높은 시간대와 반대로 에너지가 소비되기 쉬운 시간대를 고려하여 '언제 먹을까?'를 선택함으로써 다이어트 및 건강 증진에 기여하는 것이다.

체내시계의 리듬을 지키기 위해 노력한다면 몸의 건강이나 기분, 영양 관리에까지 영향을 미쳐서 질병을 예방할 뿐만 아니라 앞으로의 삶까지 건강하고, 즐겁게 누릴 수 있다.

최근 일본 영양·식량학회에서도 시간 영양학의 다양한 연구 성과가 발표되었고, 이와 관련된 책도 출간되는 등 시간 영양학이 주목받는 학문으로 떠오르고 있다.

PART 2
이것만은 기억해두자!

- ☑ 저녁식사를 중요하게 여기는 식생활은 금물이다.

- ☑ 다이어트를 할 때는 정시에 일어나고 정시에 자는 것이 중요하다.

- ☑ 규칙적인 생활과 식이섬유 섭취는 장 속 환경을 개선할 수 있다.

- ☑ 몸에 좋은 음식이라도 과식은 비만의 근원이다. 과유불급을 명심하라.

- ☑ 매 끼니 간략한 식사 일기를 작성하므로 자신의 좋은 습관과 나쁜 습관을 점검한다.

- ☑ 매일 같은 시간에 적당량의 식사를 하는 리듬이 중요하다.

- ☑ 장기적인 안목으로 보면 식사량을 줄이기보다 식사 시간과 생활 습관을 바꾸는 편이 다이어트에는 더 효과적이다.

- ☑ 체내에 존재하는 시계 유전자의 활동을 이용하는 것이 리듬식 다이어트이다.

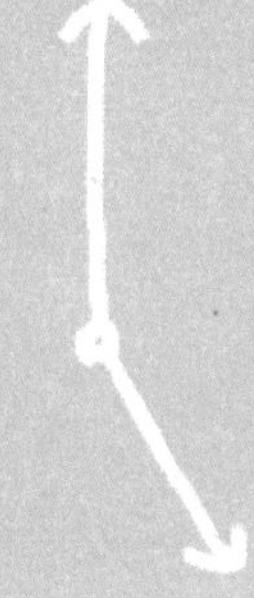

리듬식 다이어트의 규칙

리듬식 다이어트 규칙10

3장에서는 리듬식 다이어트를 실천하기 위한 10가지 규칙을 소개한다.

10가지 모두 간단한 사항이지만, 모두 다 실천하기가 어렵다면 Rule 1 부터 Rule 3까지만이라도 실천하기 바란다. 이것만으로도 한 달에 약 1kg 의 감량 효과를 볼 수 있다.

Rule 1　일어난 지 14시간 안에 세 끼 식사를 끝내고, 식사 사이에는 2~3 시간의 간격을 둔다

일어난 지 14시간이 경과하면 몸에 지방이 축적되기 시작한다. 주 시계 유전자는 세포 내에 'BMAL1'이라는 단백질이 분비되도록 지휘하는 활동을 한다.

BMAL1은 체내시계의 본체라고도 하는 단백질인데 체내에 지방을 축적하는 활동을 하며 24시간 주기로 증감을 반복한다. 흔히 세포를 '텅 빈 수조', BMAL1을 '물'에 빗대어 설명하는 경우가 많다. 세포 내에 BMAL1이 가득 찰 때까지는 약 12시간이 걸린다. 가득 차게 되면 다시 서서히 감소하는데, 완전히 없어질 때까지 약 12시간이 걸린다.

BMAL1이 늘어나고 있을 때는 영양소가 지방으로 변하기 쉬우며 반대로 줄어들고 있을 때는 지방으로 변하기 어렵다.

즉 BMAL1이 가득 찼을 때 식사하면 그 영양은 에너지로 쓰이는 것이 아니라 지방이 되어 세포 내에 쌓인다. 반대로 BMAL1이 적을 때 식사를 하면 에너지로 소비된다.

일반적으로 BMAL1의 양이 가장 적은 시간은 오후 2시경이며 반대로 양이 가장 많은 시간은 오전 2시경이라고 알려져 있다.

또한 우리는 식후 2~3시간이면 공복을 느끼게 되는데 공복이 느껴지지 않을 때 식사를 하면 몸은 지방을 축적하려고 한다.

즉, 간장의 글리코겐이 가득 차서 배가 고프지 않은 상태에서 식사하면 지방으로 변환되기 쉬운 것이다.

흔히 '오후 3시의 간식'이라고 하는 이유는 이때가 식사한 지 2~3시간이 지난 시간이자 BMAL1이 적은 상태여서, 간식을 섭취하기에 매우 합리적인 시간대이기 때문이다.

`Rule 2` 일어난 지 14시간이 지난 뒤 저녁식사를 할 경우에는 나누어 먹기를 한다

'나누어 먹기'란 저녁 무렵에 주식에 해당하는 주먹밥이나 빵을 먹고 더 늦은 밤에는 주반찬에 해당하는 고기나 생선, 부반찬에 해당하는 채소를 먹는 것을 말하는데, 일반적인 영양 지도를 할 때 이를 특히 강조하는 영양사도 있다.

일어난 지 14시간 안에 저녁식사를 하지 못하면 12시간 안에 주식을 섭취한다. 그리고 일어난 지 14시간이 지났을 때는 반찬만 섭취한다. 이것이 나누어 먹기이다.

나누어 먹기가 불가능한 경우에는 저녁식사로 안주 없이 술만 마셔도 좋다. 안주를 먹는다면 두부, 채소, 버섯류, 해조류, 조개류를 추천한다. 술의 대사 과정에 다량의 에너지가 사용되므로 그것만으로도 다이어트 효과가 있다.

술을 많이 마시는 사람 중에 마른 사람은 대부분 안주를 먹지 않는다. 안주로 절임 음식 정도만 먹는 사람은 쉽게 살이 빠진다. 단, 매일 습관처럼 마시면 안 된다. 이 방법은 주 2회 정도만 허용한다.

나누어 먹기에서 포인트는 탄수화물 종류를 미리 섭취하는 것이다. 그러면 속이 더 편안해진다. 직장에서 먹을 경우에는 주먹밥, 샌드위치, 크래커를 인스턴트 수프나 된장국, 녹차, 커피 등 따뜻한 식품과 함께 섭취한다. 만약 이것만으로 공복을 견딜 수 있다면 일어난 지 14시간 이후에는 아무것도 먹지 않는 편이 좋다.

공복감 때문에 나누어 먹어야 한다면 기름지지 않고 재료 본연의 맛을 살린 음식을 먹도록 하자. 이때 따뜻한 수프 종류가 있으면 포만감이 높아지므로 하다못해 인스턴트 수프라도 함께 먹자.

식사 준비가 귀찮은 사람은 뜨거운 물과 마른안주, 오이나 방울토마토처럼 금방 먹을 수 있는 채소, 혹은 두부를 먹는 것도 좋다. 그것도 귀찮을 때에는 따끈한 우유만 마시고 일찍 잠을 자도록 한다.

거듭 말하지만 일어난 지 14시간이 넘었다면 아무것도 먹지 않는 것이 좋다. 다음 날 아침식사에서 부족한 만큼의 영양을 보충하면 된다.

Rule 3 일주일 중 하루는 만찬 데이로 정하자

일주일의 체내리듬을 관찰해 보자. 주말이 휴일이라면 한 주가 시작되는 월요일과 화요일, 주말에 해당하는 금요일부터 일요일은 에너지대사가 낮고, 중간에 있는 수요일에 에너지대사가 가장 높아진다.

시간 영양학의 연구 결과 수요일은 다른 요일에 비해 살이 찌지 않는다는 사실이 밝혀졌다. 활동량과 식욕도 주초인 월요일에는 낮고 수요일에 절정에 이르며 금요일이 되면 다시 낮아진다. 따라서 에너지대사가 가장 높아지는 수요일이 가장 살찌지 않는 요일이라는 결론이 나온다.

그러므로 주 1회에 한해서 살짝 긴장을 풀고 자신이 좋아하는 음식을 먹어도 괜찮다. 만찬을 즐기는 만찬 데이를 수요일로 정하자. 휴일이 주말이 아닌 경우에는 휴일로부터 3~4일째를 만찬 데이로 정하면 된다.

사람들 중에는 접대 등을 이유로 거의 매일 만찬 데이를 즐기는 경우도 있을 것이다. 그런 사람은 두 종류의 메인 요리가 제공됐을 때 고기나 생선 중 하나만 먹는다. 그게 아니면 각각 절반씩만 먹고 남기거나 빵이나 밥 등 탄수화물은 먹지 않는다.

어쩔 수 없이 빵을 먹어야 할 때는 버터나 잼은 바르지 않고 먹는다. 이외에도 기름진 음식은 하나만 먹는 등의 사소한 노력을 기울여야 한다. 단, 만찬 데이에는 이러한 제한을 두고 먹지 않아도 괜찮다.

나는 버터, 설탕, 마요네즈 등의 조미료로 칼로리를 섭취하는 것은(그 조미료를 좋아하는 사람은 예외로 한다) 매우 아깝다고 생각한다. 차라리 쿠키나 케이크를 먹으며 섭취하는 편이 더 이득이 아닐까 싶다.

만찬 데이가 아닌 날에는 되도록 재료 본연의 맛을 살린 요리를 선택하고 그것을 즐기자. 이렇게 하면 필연적으로 버터, 설탕, 마요네즈 등의 조미료를 거의 사용하지 않게 되니 그 자체로 미니 다이어트가 된다.

특히 저녁식사 때는 밥, 파스타, 우동 등을 줄이고 그 칼로리를 고기나 생선으로 채우자.

주 1회 정도 욕구 분출을 하면 다이어트에 대한 정신적인 부담이 제법 줄어든다. 또한 살이 빠진 뒤에 다시 예전의 식사로 돌아가면 된다는 가벼운 생각이 다이어트를 오래 유지할 수 있는 비결이 된다.

더욱이 그 사이에 살이 빠져서 목표했던 몸매를 갖게 되면 지금까지의 노력을 물거품으로 만들고 싶지 않아서라도 계속하기 마련이다. 결국 이것이 습관이 되면 굳이 노력하지 않아도 자신이 원하는 몸매를 지속할 수 있게 된다.

만찬 데이를 즐긴 다음 날부터는 강약을 조절해야 한다. 즉, 통상적인 리듬식을 실천해야 한다. 무슨 일이든 강약이 중요하다. 평소의 '절제 데이'가 있기에 수요일의 만찬 데이가 기다려지는 법이다.

Rule 4 　과자를 먹는 시간은 오후 3시 전후가 적당하다

몸의 대사 기능은 오후부터 취침 때까지 지속되므로 점심식사 뒤에 먹는 과자 정도는 충분히 소비할 수 있다. 대사 작용으로 소화 가능한 양의 당질을 다 쓰고 나면 살찔 일이 없으니 말이다. 또한 단 음식은 스트레스 발산에 도움이 되어 오후 업무 시간의 집중력을 높이는 데 도움이 된다. 적정량(약 200kcal)을 지키고 중화요리, 튀김과 같은 기름진 음식을 삼가는 등 먹는 조합을 지킨다면 살이 찌지 않을 것이다.

단, 점심식사 단계에 케이크가 포함되어 있을 때는 점심식사로 위장의 약 70%만 채워야 한다. '간식 배'가 따로 있다는 생각은 버리자. 메인 요리로 배가 찼다면 케이크마저 먹겠다는 집착을 버리고 내일 먹으면 된다고 생각하자.

맛있다고 느낄 때 먹는 것도 중요하므로 간식을 먹으려면 점심식사를 끝낸 지 2~3시간이 지난 오후 3시가 가장 좋다. 낮 12시 반에 점심식사를 끝냈다면 2시간 반 뒤인 오후 3시경은 약간의 공복이 느껴지는 시간이다. 즉 혈당치가 낮아지는 시점이므로 달콤한 간식을 맛있게 먹을 수 있다. 간장의 글리코겐에도 약간의 공백이 생겼을 터이니 지방이 쌓이지도 않을 것이다.

살다 보면 케이크나 과자를 마음껏 먹고 싶은 날이 있게 마련이다. 어차피 먹을 거라면 맛있는 음식을 골라서 음미하자. 이왕이면 백화점 지하 코너나 주문 음식 등에서 엄선하자. 이제는 선물로 받았다고 해서 좋아하지도 않는 음식을 먹지 말자. 본의 아니게 섭취한 케이크나 과자로 칼로리를 초과하는 것은 대단히 헛된 일이다.

또한 5분이라는 제한 시간을 정해두고 먹도록 하자. 단 음식은 줄기차게 먹게 되므로 시간을 정해두고 먹어야 과식하지 않는다. 케이크는 금세 혈당치를 높이므로 단시간에 포만감을 얻기도 쉽다.

Rule 5 저녁식사 20분 전에 맥주를 마시자

저녁식사 전에 맥주를 마신다. 술을 마시지 않는 사람은 탄산수도 괜찮다. 아니면 카페오레, 밀크티, 코코아, 토마토 주스, 요구르트 등도 좋다.

나는 저녁식사를 준비할 때 일부러 맥주를 마시며 조리하기도 한다. 단, 와인은 알코올 도수가 높기 때문에 공복 시에는 위가 상할 수 있다. 따라서 맥주 정도가 딱 좋다. 이렇게 하면 탄산으로 배를 불릴 수 있고 혈당치도 다소 높아져서 공복감이 줄어든다.

맥주(500ml)는 음식을 조리하기 전부터 마시기 시작하여 식사가 끝난 뒤에도 마실 수 있도록 조금씩 오래 마셔야 한다. 무심코 벌컥벌컥 마시는 사람은 어려울 수 있으니 얼음을 넣은 잔에 따라 홀짝홀짝 마셔 보자. 그러면 식사 시간 동안 적정량의 알코올만 섭취할 수 있다.

또한 씹는 맛이 있는 마른오징어나 견과류를 한 입 내지 두 입 정도 먹어도 좋다. 공복감이 심하여 견딜 수 없을 때에는 맥주와 함께 이런 건조 식품을 먹는 것도 괜찮다. 이때 중요한 것은 천천히 꼭꼭 씹어 먹는 것이다. 제대로 씹지 않고 삼키면 식욕을 억제하지 못하여 먹는 양이 늘어날 가능성이 있다.

또는 저녁식사 20분 전에 달콤한 과자를 조금 먹으면 식욕이 억제되어 과식을 방지할 수 있다. 이는 저녁식사 전에 섭취한 과자 때문에 정작 저녁식사 시간에는 배가 불러 먹지 못했던 경험에 비추어 보면 이해할 수 있을 것이다.

단, 조금만 먹는 것이 포인트이다. 과자를 먹기 시작하면 멈출 수 없는 사람에게는 그다지 추천할 만한 방법은 아니다.

평소와 동일한 양의 식사를 준비했더라도 포만감이 느껴지면 도중에 식사를 중지하자. 특히 주식에 해당하는 탄수화물인 밥, 빵, 국수는 배가 부르면 그만 먹도록 하자.

Rule 6   과식을 했다면 그다음 식사는 리셋식으로 한다

리셋식이란 초과된 칼로리를 회복시키는 식사를 말한다. 회식으로 과식을 한 다음 날(단, 만찬 데이의 다음 날은 제외한다)은 세 끼 모두 리셋식으로 ±0을 만들자.

세 끼 모두를 리셋식으로 하기 어렵다면 첫 끼인 아침식사만이라도 실천하자. 한 끼에 해당하는 구체적인 예를 아래에 들었으니 참고하면 된다.

단, 달걀(달걀을 사용한 식품 포함)은 하루 1알, 우유나 요구르트는 둘 중 하나만 선택하여 하루 약 200ml를 섭취한다.

대체로 남성의 기초대사량이 1,500kcal, 여성이 1,200kcal로 알려져 있으므로 리셋식에서는 그 3분의 1에 해당하는 칼로리로 한 끼를 구성하는 것이 가장 좋다. 칼로리의 덧셈과 뺄셈을 머릿속에 입력해 놓자.

다이어트의 기본은 섭취한 칼로리와 소비한 칼로리의 덧셈과 뺄셈이다. 섭취한 칼로리가 소비한 칼로리보다 많으면 살이 찌고 적으면 살이 빠진다는 공식을 늘 의식해야 한다.

1. 편의점에서 구입할 경우

샌드위치(달걀 또는 참치 등 단백질이 들어 있는 것), 우유 또는 요구르트(200ml), 삼각김밥(1개), 삶은 달걀(1알), 채소 샐러드

2. 직접 해 먹을 경우

달걀을 푼 채소 수프, 해조 샐러드, 버섯밥 세트 또는 밥, 생선구이, 된장국, 나물무침 등

3. 외식을 할 경우

밥(소량), 채소 샐러드, 생선회나 생선구이 등 기름을 사용하지 않는 요리

4. 선술집에서 먹는 경우

채소 스테이크, 생선회, 맥주(500ml, 맥주 대신 와인을 마신다면 2잔 정도)

5. 조리된 식품을 구입해 먹는 경우

주먹밥 1개, 생선회(또는 반숙 달걀 1알), 채소 샐러드, 수프(물만 부어 먹는 수프도 괜찮다)

어제 먹은 저녁식사가 조금 과했다 싶으면 다음 날 아침식사에서 밥을 조금 줄이는 등 칼로리 계산을 맞추는 습관을 들이자.

가장 간단하게 칼로리를 맞추는 방법은 주식인 밥과 빵의 양을 줄이고, 기름을 사용한 요리를 먹지 않거나 과자를 먹지 않는 것, 그리고 되도록 운동을 하는 것이다.

여기서 말하는 운동은 거창한 것이 아니다. 횡단보도의 신호를 기다리거나 엘리베이터를 기다릴 때 배에 힘을 주거나 까치발만 들어도 된다. 전철에서 앉지 않고 서서 가거나 계단을 걸어 올라가는 것처럼 간단한 미니 엑서사이즈라도 상관없다.

제1장에서 METs에 대해 언급했는데, 조용히 앉아서 TV를 보는 것만으로도 1.0METs, 가만히 서 있는 것만으로도 1.2METs가 소요되므로 체중이 60kg인 사람은 1시간 동안 TV를 보기만 해도 63kcal, 1시간 동안 가만히 서 있기만 해도 75.6kcal가 소비된다. 또한 전철에서 10분 동안 서 있는 것만으로도 약 12.6kcal가 소비된다.

이러한 계산은 작은 일들이 모여서 이루어지므로 늘 의식하는 것이 중요하다. 과식을 했다면 식사할 때 섭취 칼로리를 제한하고 운동을 해서 소비 칼로리를 늘리면 된다. 다이어트는 이렇게 사소한 노력이 모여서 이루어진다.

'~kcal'라는 숫자로는 감이 오지 않는 사람도 많을 것이다. 그런 경우에는 위장의 80~90% 정도만 채운다고 생각하거나 조금 더 먹을 수 있지만 이쯤에서 멈추는 식으로 자신만의 감각을 정해 줄여가자.

1일 230kcal의 다이어트 × 30일 = 약 1kg 감량

아마 위의 계산식을 봐도 바로 이해되지 않는 사람이 많을 것이다. 그렇다면 자신의 공복감과 포만감을 척도로 조절하는 것이 가장 좋다.

칼로리가 표시된 식당이나 음식이라면 먹을 양을 쉽게 알 수 있을 테지만 그러한 표시가 없는 경우에는 자신의 감각에 의지하는 수밖에 없다.

또한 공복 시간을 평소보다 약간 늘려서 체지방이 줄어드는 시간을 늘리거나 배가 차기 전에 식사를 멈추고 아쉬운 느낌을 즐기는 식으로 몸에 감각을 익히자.

단, 이러한 노력을 지속해야 한다고 생각하면 정신이 아득해질 테니 체중이 줄어들면 평소의 스타일로 돌아가도록 하자.

중요한 것은 미세한 조절이다. 날씬한 체형을 유지하는 사람은 살이 찌기 시작하면 자신에게 엄격해진다. 다이어트할 때 중요한 점은 자신을 이겨내는 것이다. 자신에게 관대해지는 것은 일주일에 딱 한 번으로 제한하자.

Rule 7 음주한 다음 날 아침은 과일 주스나 채소 주스만 마신다

과음했을 때는 알코올을 분해하기 위해 비타민 C와 비타민 B군, 그리고 미네랄류가 소비된다. 또한 더 많은 칼로리를 소비시키기 위해 당질을 보충할 필요가 있다.

따라서 과음한 다음 날은 몸에서 요구하는 대로 과일 주스나 채소 주스를 마시는 것이 좋다. 수분 흡수에 도움을 주는 이온 음료나 경구 보수액도 좋다. 몸이 원하는 만큼 마시자.

또한 음주 후에는 알코올의 대사를 위해 다량의 수분이 소비된다. 숙취로 두통에 시달리는 것은 알코올 대사의 산물인 아세트알데히드acetaldehyde의 작용이 주요 원인이다.

즉, 탈수 상태에서는 머리 위쪽 부분의 수분을 빼앗기므로 저압 상태가 되고 그것이 자극으로 작용하는 것이다.

또 다른 설로는 저혈당에 의한 호르몬 분비 이상이 두통을 일으킨다는 주장이 있다. 어쨌든 숙취가 느껴진다면 충분한 수분을 공급하도록 한다.

또한 과음했을 때는 아세트알데히드의 농도를 낮추고 탈수증상을 예방하기 위해서 자기 전에 되도록 많은 양의 물을 마시자. 물이 아니라 든든하게 먹을 만한 것이 당긴다고 해서 고형물을 섭취하면 약한 상태의 위장에 부담이 갈 수 있다. 이럴 때는 과일 주스를 마시면 좋다. 과일에 포함된 과당은 에너지로 변하기 쉬우므로 추천할 만하다. 단, 지방으로 변하기도 쉬우므로 지나치게 많이 섭취하지 않도록 주의한다.

식욕이 돌면 위장에 부담이 가지 않고 소화가 잘되는 음식부터 먹기 시작하자. 전날의 과음과 과식을 초기화하기 위해 먼저 유동식을 섭취하고 서서히 고형물로 넘어간다.

유동식에는 물과 녹차처럼 담백한 음식과 채소 주스와 포타주 수프처럼 걸쭉한 음식도 포함된다. 이러한 음식은 위장에 부담을 주지 않고 수분과 영양소를 공급한다. 또 수분을 섭취하고 알코올을 배출해서 불필요한 성분을 제거한다.

Rule 8 체중이 늘었다면 취침 시간은 그대로 유지한 채 1시간 빨리 일어난다

체중이 늘었다면 평소와 같은 시간에 자고 평소보다 빨리 일어나자. 수면 시간이 줄고 활동 시간이 길어지면 소비 에너지가 늘어난다.

단, 잠자리에 드는 시간을 한 시간 늦춰서 취침 시간을 줄이는 것은 별로 효과가 없다.

극단적인 수면 부족은 피해야겠지만 한 시간 일찍 일어나는 정도면 무리하지 않으면서 소비 에너지를 늘릴 수 있다. 한 시간이 어렵다면 30분이라도 좋다. 세수, 양치질, 화장, 공부, 식사 등으로도 상당한 칼로리가 소비되며 여기에 워킹이나 스트레칭처럼 가벼운 운동을 하면 더욱 효과가 좋다.

반면 취침 시간을 늦춰서 활동 시간을 늘린다고 해도 소비 에너지에 별다른 변화는 없다. 나의 경우에는 체중이 55kg에서 좀처럼 줄지 않았다. 하지만 기상 시간을 오전 7시에서 오전 5시로 2시간 앞당기자 3개월 만에 체중이 4kg이나 빠졌다.

아침식사를 한 뒤에 시간이 남아서 청소나 빨래를 하거나 멍하니 TV를 본 적은 있지만 의식적으로 운동을 한 적은 없는데도 말이다. 따라서 아침 일찍 일어나기만 해도 쉽게 살이 빠진다고 할 수 있다.

반대로 밤늦게까지 뜬눈으로 지내다가 간신히 잠이 들어 7시 30분까지

자는 날이 이어지자 체중이 늘었다. 이때는 아침식사를 못해서 점심식사 전까지 과자로 배고픔을 견뎠다. 언뜻 보기에는 아침식사를 하는 것보다 칼로리를 덜 섭취했지만 체중은 줄지 않았다. 다음의 이유가 원인으로 추정된다.

아침에 깨어 있는 시간이 짧아진다.	→	평소에 비해 소비 칼로리가 줄어든다.
아침식사를 거른 채 점심식사를 하기 전까지 과자를 섭취한다.	→	식사 간격이 짧아져서 지방이 축적된다.

　이상적인 모습은 아침에 일찍 일어나서 한 정거장을 더 걷거나 지름길을 피해 돌아가는 등의 운동을 하며 아침 시간을 유효하게 사용하는 것이다. 무엇보다 아침 시간을 유효하게 사용하는 가장 간단한 방법은 아침식사를 든든하게 먹는 것이다.

　오후 11시에 자고 오전 7시에 일어나는 사람은 오후 11시에 자고 오전 6시에 일어나자.

Rule 9　식사 시간을 1.5배 늘려 살을 뺀다

　천천히 꼭꼭 씹어 먹으면 포만중추가 자극되어 적은 음식으로도 포만감을 느낄 수 있다. 구체적으로 어떻게 하면 천천히 먹을 수 있을지 살펴보자.

그 예로 '～하면서 식사'를 들 수 있다. 인터넷을 하면서, 문자를 보내면서, TV를 보면서, 통화를 하면서 식사하는 것인데, 보기 좋은 모습은 아니지만 중간중간 식사를 멈추면서 포만감을 느끼게 된다. 실제로 식사 중에 잠시 업무적인 통화를 한 뒤 식욕이 사라진 경험을 한 사람이 많을 것이다.

다른 사람과 함께 식사하는 것도 좋은 아이디어이다. 이때 함께 먹는 상대가 중요하다. 빨리 먹는 사람이나 과묵한 사람은 되도록 피하고 천천히 먹는 사람, 대화를 즐기는 사람과 이야기를 하며 식사를 하면 좋다.

또한 날씬한 사람의 식사를 흉내 내는 것도 한 방법이다. 날씬한 사람과 여행을 가거나 외식을 하면 자신이 얼마나 살찌기 쉬운 습관을 지녔는지 깨닫게 된다.

그리고 '한 입 먹으면 젓가락을 놓고 30번 씹으라'는 말을 실천한다. 한 입당 한 모금의 물을 마시고 자신의 먹는 모습을 거울로 확인하며 먹는 것도 좋다. 빨리 먹는 사람이라면 자신의 조급함을 한눈에 알 수 있기 때문이다.

먹는 데 시간이 걸리는 식재료를 사용하는 것도 효과적이다. 모시조개찜, 통새우, 누에콩, 완두콩처럼 먹는 데 시간이 걸리는 재료, 손이 많이 가는 재료일수록 효과적이다.

그 밖에 잔가시가 많은 청어 등을 사용한 생선구이도 좋다. 반대로 소고기덮밥, 카레라이스, 볶음밥처럼 단숨에 먹을 수 있는 음식은 피하자.

먹는 방법도 생각해 보자. 가정에서는 모든 음식을 동시에 내지 말고 레스토랑의 코스 요리처럼 한 접시씩 내는 것은 어떨까?

혼자 사는 사람이라면 한 접시씩 만들어 먹기를 반복하자. 이 경우에 음식을 먹는 순서는 다음과 같다.

> **수프 → 채소 요리 → 메인 요리 → 밥**(배가 부르면 생략한다)

리듬식에서는 한 끼를 30분 안에 먹도록 권장하고 있지만 한 접시씩 만들며 먹는 경우에는 30분이 아니라도 괜찮다. 사전 준비를 마친 상태에서 먹고 만들기를 반복하며, 첫 번째 요리를 먹기 시작한 지 1시간 안에 다 먹도록 한다.

처음에는 수프를 먹는다. 수프는 수분이 공급되어 위벽이 늘어나게 한다. 그리고 그 정보가 위벽에 분포된 미주신경 섬유를 통해 포만중추에 전달되어 포만감이 느껴지게 된다. 하지만 아직 혈당치가 높아지지 않아서 포만감이 오래 유지되지는 않는다.

이어서 씹는 맛이 있는 새송이버섯이나 표고버섯, 양배추나 오이, 곤약 등을 사용한 채소 요리를 먹자.

채소 요리 다음으로는 고기나 생선을 이용한 메인 요리를 먹어 배를 채운다. 마지막으로 밥은 한두 입만 먹도록 한다.

사람에 따라 배가 불러도 밥으로 마무리를 해야 한다거나 음주 후에는 라면으로 마무리를 해야 하는 사람이 있는데, 다이어트 중임을 의식하고 포만감이 느껴지면 수저를 그만 내려놓자.

Rule 10　주말에는 미니 단식을 해보자

주말에 이어진 폭음과 폭식으로 2~3kg이 늘어났다면 월 1회를 기준으로 미니 단식을 해보자.

단, 미니 단식을 하는 동안에는 건강 상태를 충분히 고려하며 실행해야 한다. 또한 체력이 많이 부족하거나 병을 앓고 있는 사람은 무리해서 실행하면 안 된다.

미니 단식을 할 때는 우유를 넣은 음료나 수프를 마시며 하루를 차분히 보낸다. 우유는 단백질, 지질, 탄수화물, 각종 미네랄과 비타민이 풍부하므로 다른 식품에 비해 영양 균형이 잘 잡혀 있다. 또한 양질의 단백질이 풍부하게 들어 있어서 추천할 만하다.

하루에 섭취하는 우유의 양은 200ml가 적당하다. 200ml의 양을 몇 차례로 나누어 커피나 홍차에 섞어 마시자. 유당이 혈당치를 높여주기 때문에 기분이 진정되는 효과도 있다.

수프는 콩소메(육류, 야채 따위를 삶아 만든 즙을 헝겊에 걸러 만든 것)에 양배추, 토마토, 버섯류 등을 넣어 가볍게 끓인 뒤 그릇 하나 분량 만큼 덜어서 먹자. 단, 당질이 많은 감자류 등의 식재료는 삼가한다.

술을 자주 마시는 사람은 금주하는 날을 갖는다. 낮잠을 자거나 TV, 혹은 그동안 바빠서 보지 못했던 영화를 보며 차분히 시간을 보내자.

미국 하버드대 의학부의 하임 코엔 Haim Y. Cohen 박사 등은 〈사이언스science〉지에 발표한 논문에서 단식을 하여 위장이 비면 장수 유전자를 활성화하는 움직임이 일어난다고 보고한 바 있다. 또한 단식을 하여 공복 상태가 되면 백혈구나 림프구 등의 면역 세포가 활성화된다는 보고도 있다.

미니 단식을 한 다음 날은 식욕이 감소하여 많이 먹을 수 없게 된다. 이때의 식사량을 기억하고 최대한 지속하자. 미니 단식을 하루 종일 지속하기는 어려우므로 저녁식사 때만 유동식을 먹는 미니 단식도 효과적이다.

단, 연달아 이틀을 해서는 안 된다. 월 1회 정도로 제한하자. 그렇지 않으면 영양이 부족해져서 에너지를 얻기 위해 근육을 분해하고 체지방이 늘어나는 악순환이 일어난다.

근육은 그 자체로 에너지 소비량이 많기 때문에, 근육이 감소한다는 것은 좀처럼 에너지를 소비하지 않는 체질로 변한다는 것이다.

이처럼 미니 단식은 연이은 과식에 대응하기 위한 응급처치에 지나지 않으므로 절대 지속해서는 안 된다. 되도록 미니 단식을 하지 않기 위해 늘 시간을 의식하며 이 시간에는 무엇을 먹어야 할지, 오늘은 무슨 요일이니 무엇을 먹어야 할지를 생각해야 한다. 또한 좋아하는 음식을 언제 먹을지도 정해두면 좋다.

PART 3
이것만은 기억해두자!

☑ 식사 사이에는 2∼3시간의 간격을 두며, 적어도 일어난 지 14시간 안에 세 끼 식사를 모두 마친다.

☑ 일어난 지 14시간이 지난 뒤에 저녁식사를 먹을 경우에는 나누어 먹기를 한다. 일어난 지 12시간 안에 주식을 섭취하고 일어난 지 14시간이 지나면 반찬만 먹거나 안주 없이 술만 마시는 것도 좋다.

☑ 수요일 또는 휴일로부터 3∼4일째 되는 날을 만찬 데이로 정한다.

☑ 케이크나 과자는 오후 3시 전후로 제한 시간 5분 안에 먹는다.

☑ 저녁식사를 하기 20분 전에 맥주를 조금씩 나누어 마셔서 과식을 방지한다.

☑ 과식을 했다면 그다음 식사는 리셋식으로 한다.

☑ 과음한 다음 날은 과일 주스나 채소 주스만 마신다.

☑ 체중이 늘면 취침 시간은 그대로 유지하고, 1시간 일찍 일어난다.

☑ 체중이 늘면 식사에 걸리는 시간을 1.5배로 늘린다.

☑ 주말에는 미니 단식에 도전하는 것도 좋다. 단, 연달아 이틀을 해서는 안 된다. 월 1회 정도로 제한한다.

리듬식 다이어트로
살 빼는 요령

코스 요리를 먹어도
살이 찌지 않는 요령

프렌치, 이탈리안, 중화요리, 일본 정식 등의 코스 요리를 남김 없이 먹으면 기준 섭취 칼로리를 초과하게 된다. 그러므로 이왕 먹을 거면 저녁식사에 비해 살이 찌지 않는 시간대인 점심때에 먹는 것이 좋다.

꼭 저녁식사로 먹어야 한다면 남김없이 먹어서는 안 된다. 그러나 일어난 지 14시간 안에 식사를 끝낼 수 있다면 그때는 다 먹어도 괜찮다.

일어난 지 14시간이 지난 뒤에는 디저트, 빵, 밥을 먹지 말고 혹시 먹게 되더라도 빵에 버터를 바르지 않도록 조심한다. 채소, 해조류, 버섯류는 모두 먹어도 괜찮다. 메인 요리로 고기와 생선이 같이 나올 경우에는 한쪽만 먹거나 각각 절반씩만 먹도록 하고, 감자류와 각종 소스도 남기자.

잠자기 전에는 살짝 출출하다 싶을 정도로만 먹는 것이 이상적이다. 음주 시 섭취하는 식사의 영양분이 간장에서 중성지방으로 변하는 정점은 식사 시작부터 12시간을 전후한 때다. 따라서 먹으면 먹을수록 중성지방이 쌓인다는 사실을 인식하자.

서양식 코스 요리를 먹을 때는 식사량을 얼마만큼 줄여야 포만감을 느낄 수 있느냐가 포인트이다. 주식은 되도록 먹지 말고 남은 소스에 빵을 찍어 먹는 것을 삼가하고, 기름을 듬뿍 사용한 요리는 되도록 남겨야 한다. 아깝겠지만 남기는 것이 미덕이라고 생각해야 한다.

구체적으로 다음과 같이 생각해 보자.

일어난 지 14시간이 지난 후 코스 요리를 먹을 때 주의할 점

1. 프렌치와 이탈리안과 같은 서양 요리의 경우에는 빵, 파스타, 피자는 먹지 않거나 절반만 먹고 남긴다. 빵에 버터나 남은 소스를 찍어 먹지 않는다. 감자류와 디저트류는 먹지 않는다.

2. 중화요리의 경우에는 튀김, 밥, 디저트를 먹지 않는다. 탕수육과 다진 고기를 사용한 요리는 먹지 않는다. 수프는 건더기만 먹고 국물은 남긴다. 숟가락을 쓰지 않고 젓가락으로 먹어서 소스와 국물이 남도록 한다. 육류의 비곗살은 남긴다. 볶음밥, 중화면, 디저트류는 먹지 않는다.

3. 일식의 경우에는 밥을 먹지 않거나 절반만 먹는다. 생선 초밥은 4~5개가 밥 한 공기의 분량이므로 4~5개만 먹는다. 튀김과 커틀릿 등 튀긴 음식은 먹지 않는다. 감자류, 어묵처럼 재료를 으깨어 만든 것과 우동, 메밀국수, 과일은 먹지 않는다.

또한 과식하지 않으려면 식사하기 20분 전에 탄산수, 밀크티, 카페오

레 등을 약 200㎖ 마시는 것도 효과적이다. 식사를 할 때도 한 입 먹은 뒤 물 한 모금을 마시는 방식으로 적은 양만 입에 넣고 최대한 천천히 먹자. 술과 물을 교대로 마시면 술의 대사를 돕고 과식과 과음을 예방할 수도 있다.

조금씩 시간을 들여서 먹으면 적은 양의 음식으로도 포만감을 느낄 수 있다. 코스 요리라면 30분 이상이 걸려도 상관없다. 음식보다 이야기에 집중할 수 있도록 대화를 나눠가며 천천히 먹는 습관을 갖는 것이 중요하다. 단, 주 1회 있는 만찬 데이에는 일어난 지 14시간이 지났어도 남김없이 먹어도 된다.

만찬 데이가 아닌 날에 일어난 지 14시간이 지나서 과식하거나 코스 요리를 모조리 섭취했다면 다음 날은 리셋식으로 해결하자. 구체적으로 무엇을 먹을지를 생각해야 한다(제3장 Rule 6 참고). 리셋식을 무엇으로 할지 결정하기 어렵다면 각 식사에서 주식을 빼면 된다.

우선 지방의 합성이 정점에 달하는 아침에는 일찍 일어나서 공복이 느껴지길 기다리며 지방을 에너지로 소비하자. 점심과 저녁때에도 공복이 느껴지면 식사하도록 한다.

단, 일어난 지 14시간이 지나도 식욕이 없을 경우에는 억지로 먹지 않아도 된다. 이럴 땐 예외적으로 굶어도 된다고 생각하라.

일어난 지 14시간이 지나서 과식을 하거나 코스 요리를 모조리 섭취한 다음 날이 휴일이라면 미니 단식을 해보는 것도 좋다(제3장 Rule 10 참고).

단, 월 1회 정도로 제한하며 우유가 들어간 음료와 채소 수프 등을 마시며 하루를 차분히 보내자.

외식을 할 때는 첫째, 음식을 모조리 먹지 않을 것. 둘째, 식사 전에 탄산수 등을 마셔서 포만감이 들게 할 것. 셋째, 대화하며 천천히 먹을 것. 넷째, 코스 요리를 먹은 다음 날에는 리셋식이나 미니 단식으로 칼로리의 균형을 맞출 것 등의 네 가지를 기억해두자. 이것을 실천함으로써 더 이상 살이 찌지 않는 체질로 만들 수 있다.

편의점 음식으로
영양 균형 향상시키기

■　　　편의점에서 파는 음식의 경우 칼로리가 표시되어 있는 경우가 많아서 총 칼로리 양을 계산하여 구입할 수 있다.

샐러드는 약 세 종류의 채소가 들어간 것이 이상적이다. 편의점 도시락은 튀긴 음식이 중심이라 칼로리가 높은 경우가 많고 칼로리가 낮더라도 영양 균형이 맞지 않거나 전체적으로 양이 적어서 먹어도 포만감이 느껴지지 않는 경우가 있으므로 주의해야 한다.

다음 페이지에 있는 편의점 음식의 예를 살펴보자.

이 음식의 칼로리는 약 500kcal이다. 이 조합은 얼핏 보기에 단순하지만 탄수화물 계열(삼각김밥), 단백질 계열(삼각김밥의 내용물, 삶은 달걀), 비타민 계열, 미네랄 계열(샐러드, 김, 수프)이 영양 면에서 균형을 이룬다.

> **편의점 음식의 예**
>
> **1.** 채소 샐러드(채소는 세 종류 이상) + 기름이 들어가지 않은 드레싱 1팩
>
> **2.** 삼각김밥(내용물이 고기나 생선이며 김으로 싼 것) 1개
>
> **3.** 삶은 달걀 1알
>
> **4.** 수프 1봉

한 끼의 칼로리 양은 자신의 추정 에너지 필요량을 3등분하여 계산하자(24쪽 참고). 이때 칼로리를 맞추는 것뿐만 아니라 영양 균형이 향상되는 조합을 고려하는 것이 중요하다.

도시락＋된장국은 얼핏 보기에 영양 균형이 좋은 것 같지만 튀긴 음식의 비율이 높거나 채소의 양이 적거나 하는 식으로 영양 균형이 맞지 않는 경우가 많다. 따라서 주식, 주반찬, 부반찬, 국을 각각 단품으로 선택하자.

주반찬은 고기, 생선, 달걀, 두부 요리 중 하나를 메인으로 고르자(고기구이, 생선구이, 냉두부, 달걀말이 등 기름이 많은 음식은 피한다).

이 음식을 1일 1회, 세 끼 중 한 끼에 포함시키자. 국 대신 우유나 요구르트를 먹어도 괜찮다.

한 그릇 요리로 영양 균형을 맞추려면 주식을 밥이나 면으로 선택한다. 또한 단백질원인 주반찬은 고기나 생선, 혹은 콩 제품으로 한다. 부반찬으로는 채소, 해조류, 버섯류가 포함된 것에 된장국이나 수프를 함께 먹는다.

모든 조합에 과일 조각이나 요구르트를 더하면 완벽하다. 단, 과일 주스는 당분이 높아서 과일 대용으로는 추천할 수 없다. 또 음식을 단품으로 먹으면 빨리 먹게 되고 눈으로 먹는 재미도 반감되기 때문에 종류가 풍부한 편이 더 포만감을 느낄 수 있다. 또한 음식을 조합할 때는 칼로리가 자신의 추정 에너지 필요량을 넘지 않도록 주의하자.

혼자 사는 사람에게는
식재료가 포인트

국 한 가지에 반찬 세 가지는 기본 중의 기본

식단의 기본은 국 한 가지에 반찬 세 가지이다. 즉, 밥, 생선구이, 조림, 채소 샐러드, 된장국 등을 그 예로 들 수 있다. 밥과 라면처럼 주식이 두 종류 이상 중복된 경우와 냉두부와 생선회, 크로켓의 조합처럼 한 끼에 주반찬이 두 종류 이상, 단백질원이 세 종류 이상 중복된 경우는 피해야 한다. 그 밖에도 크로켓과 닭튀김처럼 기름을 사용한 요리가 두 개 이상인 경우도 피하자.

주식인 밥에는 백미에 현미, 버섯류, 해조류, 16곡 등을 첨가하여 식이섬유를 섭취하자. 주반찬은 생선회나 생선구이 등 간단하게 먹을 수 있는 것이 좋다. 부반찬은 채소 샐러드와 조림 등으로 시중에서 구입해도 좋다.

　많은 사람들이 좋아하는 튀김이나 감자 샐러드, 마카로니 샐러드 등의 완제품은 고칼로리이므로 다이어트 중인 사람에게는 권하지 않는다. 직접 조리하는 경우에는 간장, 소금, 기름을 많이 넣지 말고 식재료의 맛이 느껴질 정도로 간을 약하게 하자.

　부반찬의 경우 한 가지는 반드시 준비하고 나머지 한 가지는 과일이나 요구르트로 채워도 괜찮다. 만약 부반찬으로 두 가지 모두 준비한다면 서로 식재료와 조리법이 겹치지 않게 해야 한다.

　무말랭이조림, 톳조림, 우엉조림 등은 슈퍼마켓의 반찬 코너나 편의점에서 구입하여도 무방하다. 혼자 산다고 해서 모든 음식을 직접 만들 필요는 없다. 시간이 있을 때마다 반찬을 잔뜩 만들어서 보관해 두는 것도 괜찮다. 단, 보존 방법과 기간을 잘 확인해서 식중독에 걸리지 않도록 주의하자.

　앞에서는 조리할 때 간장, 소금, 기름을 삼가라고 했는데, 될 수 있으면 설탕 또한 쓰지 않는게 좋다. 그 대신 맛술 등을 사용하여 싱거운 맛에 익숙해져야 한다. 인공감미료는 칼로리가 낮아도 단맛이 매우 강하니 싱거운 맛에 익숙해지려면 피하는 것이 좋다. 기름은 볶는 정도로만 사용하고 튀김을 할 때처럼 많이 사용하지 말아야 한다.

　채소, 해조류, 버섯류는 주반찬에 곁들이고 샐러드나 수프 등에도 많이 넣어서 식이섬유를 섭취하도록 하자. 참고로 감자, 토란, 연근, 고구마, 참마, 백합근, 옥수수, 완두콩, 누에콩, 팥, 은행, 밤, 호박 등은 비교적 당질이 높으므로 저녁때는 가능한 한 먹지 않는 것이 좋다.

저장식 수프 만들기

혼자 생활하는 것의 장점은 섭취 칼로리를 조절하기 쉽고 체내시계의 리듬을 고려하여 식사량을 자유자재로 조절할 수 있다는 점이다. 특히 대사가 낮아지는 주초와 주말에는 칼로리를 낮춘 식사를 하고 대사가 활발해지는 한 주의 중간에는 먹고 싶은 음식을 만들어 먹는 것이다.

평일에 음식을 만들어 먹기 힘든 사람도 여기서 소개하는 수프라면 문제없이 만들 수 있을 것이다. 주말에 만들어 두고 평일에는 약간만 조리를 하면 다양한 맛을 낼 수 있어서 추천할 만하다.

수프는 분류하자면 부반찬에 해당하지만 생선이나 고기, 밥을 더하면 주반찬과 주식으로도 겸할 수가 있다.

아래에 구체적인 재료와 조리법이 있다. 세 끼 분량의 재료를 기준으로 삼았으므로 만들어 두고 싶은 분량에 따라 조절하여 만들면 된다.

콩소메가 질리면 토마토 주스를 넣어 이탈리아풍으로, 파르메산 치즈를 넣어 프렌치풍으로 만들 수 있다.

또한 된장을 사용하여 된장국을 만들거나 일본식 맛국물을 사용하여 수프로 만들 수 있다.

또 밀가루에 식용 유지를 넣어 볶은 뒤 카레 가루와 혼합한 카레루를 넣은 인도풍, 넘플라(태국식 생선 간장)를 넣은 태국풍 등 다양한 맛으로 즐길 수 있다.

하루에 채소를 350g 이상 먹는 것이 이상적이라고 알려져 있지만 막상 어느 정도나 먹어야 할지 모르는 사람도 많다. 앞서 제시한 채소 수프로

리듬식 다이어트로
살 빼는 요령

1. 저장식 채소 수프의 재료(세 끼 분량)

토마토 75g(1/2개), 브로콜리 30g(2송이), 마늘 50g(1/4개), 가지 80g(중간 크기 1개), 피망 50g(1개), 꽃양배추 50g(3송이), 양파 50g(1/4개), 고형 콩소메 10g(2개), 물 700ml(3컵 반)

2. 저장식 채소 수프의 조리법

❶ 채소는 먹기 좋은 크기로 썰어서 고형 콩소메 2개, 물 3컵 반과 함께 냄비에 넣고 끓인다.

❷ 살짝 식힌다.

❸ 마지막으로 소금과 후추로 간을 한다.

❹ 3등분(세 끼 분량)하여 냉동시킨다.

하루치 섭취량을 채울 수가 있다.

수프에 생선이나 고기를 첨가하면 주반찬을 겸할 수 있어서 영양 균형이 잘 맞는다. 그리고 소량의 밥에 해조류, 버섯류 등을 첨가하여 죽처럼 만들면 주식과 부반찬의 균형도 맞출 수 있다.

평소 채소 섭취량이 부족하다고 느끼는 사람은 이 저장식 수프를 만들어 두면 그런 걱정이 사라진다. 또한 활성산소를 제거하는 작용을 하는 피토케미컬phytochemicals도 7종류나 섭취할 수 있다.

이 수프는 하루 세 번, 즉 끼니마다 먹는 것이 이상적이다. 또한 미니 단식이나 리셋식을 할 때 먹는 것도 추천할 만하다.

최근 한 연구에서 피부가 좋은 사람은 히알루론산hyaluronic acid을 만드는 유전자가 24시간 주기로 밤에 활성화된다는 사실이 밝혀졌다.

수프를 미리 만들어 둠으로써 시간을 아끼고 그 시간에 숙면을 취할 수 있어 피부도 좋아지게 된다. 이렇듯 생활리듬을 원활하게 만들어 보자.

먹는 시간과 순서에 신경 쓰기

음식을 먹기 시작한 시각과 끝난 시각을 기록하여 20~30분 동안 먹는 습관을 들이자. 가능하다면 코스 요리처럼 한 종류씩 먹는 것이 좋은데, 이 경우에는 1시간에 걸쳐서 요리를 하나씩 만들고 먹기를 반복하는 것도 좋은 방법이다. 평소보다 오래 더 먹게 되므로 적은 양으로도 포만감을 느낄 수 있다.

또한 먹는 순서에도 리듬을 갖는다. 먼저 수프, 채소 중심의 요리, 메인 요리를 먹은 뒤에 마지막으로 밥을 먹는다.

과식을 했다면
리셋식과 미니 단식을 한다

누구나 '어제는 과식했다'라고 생각되는 날이 있다. 그런 다음 날에는 늘어난 위장을 작게 만들기 위하여 어제 과식한 양을 계산하고 미니 단식이나 리셋식으로 하루를 보내자.

과식한 다음 날이 휴일이라면 유동식(제3장 Rule 10 참고)을 섭취하고 하루를 차분하게 보내면서 지방조직에 있는 중성지방을 소비하자.

과식한 다음 날이 근무일이라면 기초대사에 해당하는 분량만 섭취하는 리셋식을 실천하자. 기초대사량은 대개 남성이 1,500kcal, 여성이 1,200kcal 정도이므로 세 끼로 나누면 남성은 한 끼에 500kcal, 여성은 400kcal가 적당하다.

리듬식 다이어트를 위해 음식을 편의점에서 구입할 경우(제3장 Rule 6 참고)에는 믹스 샌드위치(달걀 또는 참치 등 단백질이 들어 있는 것)와 우유 또는 요구르트(200ml), 삼각김밥(1개), 삶은 달걀(1알), 채소 샐러드를 먹는다.

외식을 할 경우에는 소량의 밥, 채소 샐러드, 생선회나 생선구이 등 기름을 사용하지 않은 요리를 선택한다. 칼로리가 표시되어 있으면 남성은 500kcal, 여성은 400kcal를 초과하지 않는 요리를 고른다. 초과할 경우에는 주식에 해당하는 밥 종류의 양을 줄인다.

가장 간단한 방법은 우유나 마시는 요구르트, 두유로 단백질을 섭취하고 주식은 제외하며 채소, 해조류, 버섯류, 과일을 먹는 것이다. 단, 이 방법은 불어난 체중을 반성하는 의미로 실천하는 것이 아니라면 견디기 어려우므로 과식했을 때에만 도전하자.

본래 다이어트를 할 때는 뷔페 스타일의 요리는 먹어서는 안 되지만, 만일 먹게 되었다면 다음 날 위장의 크기가 평소보다 커졌을 가능성이 있으므로 이럴 경우에는 리셋식을 추천한다.

과식과 리셋식을 반복하며 생활할 수는 없다. 최대한 리셋식에 기대지 않는 생활습관을 길러보자. 하지만 이 모든 것을 알고 있어도 막상 먹기 시작하면 식욕을 억누를 수 없을 때도 있기 마련이다. 이때 강한 식욕을 어떻게 극복할지가 매우 중요하다.

나의 경우를 예로 들면, 회식에 참석했을 때 날씬하고 천천히 먹는 친구와 함께 식사를 한다. 그러면 혼자서 게걸스럽게 먹지 않게 되므로 평소보다 식사량이 줄어든다. 다음 날 아침에 체중을 측정해 보면 반드시 살이 빠져 있는 것을 확인할 수 있다.

이러한 점으로 살펴볼 때 저녁식사가 다음 날 아침 체중에 커다란 영향을 미친다는 사실을 알 수 있다. 주변 사람이나 친구의 시선을 신경 쓰지 않고 혼자서 게걸스럽게 먹는 사람은 한 번쯤 생각해 보길 바란다.

평소에 다양한 방법으로 저녁식사량을 줄여야 한다. 단, 포만감을 느끼고 싶다면 최소한 500g은 섭취해야 한다.

예를 들어 밥 150g, 채소, 해조류, 버섯 요리 200g, 생선 토막 80g, 된장국 150g(이 중 건더기가 80g), 합이 580g이라면 포만감을 느낄 수 있다.

보통 도시락은 칼로리는 높지만 대개 400g 전후이며 500g이 되지 않는 것이 많아 포만감을 느낄 수 없다. 먹는 속도가 빠르다면 더욱 그러하다. 일터에서는 녹차라도 마시며 참을 수 있지만, 결국 저녁식사 전까지 배고픔을 이기지 못하고 과자나 캔 커피 등으로 당질을 섭취하여 하루 필요 칼로리를 초과하게 된다. 하지만 고형물 약 500g을 섭취하면 물리적인 포만감이 있어서 결과적으로 쓸데없는 칼로리를 섭취하지 않게 된다.

식사의 질을 높여
균형 잡힌 미식가가 되자

식사량도 중요하지만 식사의 질을 높이는 것도 중요하다. 메뉴를 고를 때나 음식을 만들 때는 영양소가 골고루 들어 있고 맛있는 음식을 선택한다. 쓸데없는 기름과 염분, 당분은 되도록 섭취하지 말아야 한다.

우리 몸은 우리가 먹는 음식물이 반영되어 만들어진다. 그 점을 생각하면 음식을 음미하며 먹을 수 있게 된다.

베이컨이나 삼겹살, 치킨이나 튀김 등 기름이 듬뿍 들어간 요리는 대부분의 사람들이 맛있다고 느낀다. 이 음식들을 절대로 먹으면 안 되는 것은 아니지만 자주 먹는 것은 권하지 않는다. 알맞은 빈도로, 적은 양을 건강에 유의하며 먹는 것이 인생을 길게 즐길 수 있는 비결이다.

반면 지나친 절제로 빈혈에 이르거나 영양 균형이 무너지는 것 또한 우리 몸에 좋지 않다.

영양가가 높은 음식을 선택하고 단백질원, 탄수화물원, 지질원, 비타민류, 미네랄류의 조합을 고려한 균형 잡힌 미식가가 되자. 다소 돈이 들더라도 균형을 중시하고 질 높은 식사를 하도록 노력한다.

식사량은 기본적으로 약 500g 정도로, 꼭꼭 씹어 삼킬 수 있는 고형물을 준비하여 균형을 생각하며 먹자. 기본적인 병원식을 보면 적어도 500g 정도의 식사량을 확보한 경우가 많다. 병원식은 영양 계산이 정확하게 되어 있으며 균형도 맞는다.

물론 맛은 개인의 취향과 병원에 따라 천차만별이다. 만약 맛이 싱겁다고 느낀다면 평소에 간을 진하게 한다는 것이며, 양이 적다고 느낀다면 평소에 과식을 한다는 뜻이다.

병원식을 먹고 배변이 원활해지거나 체중이 줄어드는 등의 긍정적인 변화를 겪은 사람도 많을 것이다. 실제로 병원식을 일주일 동안 먹고 나서, 변비가 개선되고 체중이 줄어 기분 상태까지 좋아진 환자가 병원식의 비결을 알기 위해 영양 지도를 받으러 온 일도 있었다.

분명 규칙적인 식사 시간과 주식, 주반찬, 부반찬 두 가지, 국으로 이루어진 일즙삼채의 정식 스타일, 그리고 올바른 영양 균형이 긍정적인 영향을 미쳤으리라 본다.

이렇게 500g의 식사량을 유지하면서 적절한 시간에 균형 잡히고 질 높은 식사를 하면 반드시 살이 빠지게 된다.

일찍 일어나서 하루의 식사를
즐길 계획을 세운다

시간 영양학의 연구가 진행되면서 아침식사를 거르면 비만이 된다는 사실이 명확하게 밝혀졌다. 인체는 수면 중에 소비 에너지를 최대한 적게 만들어서 대사가 낮은 상태, 즉 절약 모드에 돌입하게 된다. 그래서 아침식사를 거르면 잠에서 깬 뒤에도 이 상태가 지속되기 때문에 하루 전체의 에너지 소비량도 낮아진다.

또한 아침식사를 거르면 혈당치가 떨어지기 때문에 우리 몸은 근육을 분해해서 뇌로 보낼 당을 만든다. 그 결과 근육이 감소하여 기초대사 저하로 이어지며 점점 더 쉽게 살이 찌게 된다.

그뿐만 아니라 뇌에 있는 시교차 상핵의 주 시계 유전자가 몸이 기아 상태라고 판단하여 신체 활동을 최대한 억제하거나 비상시에 대비하여 지방의 합성을 촉진한다.

이처럼 아침식사를 거르면 다양한 비만의 원인을 생성하게 된다.

그러므로 일찍 일어나서 아침식사를 준비하자. 시간이 있다면 저녁식사 준비까지 마쳐 놓거나 점심때 먹을 도시락을 만드는 것도 좋다. 당연히 국 한 가지에 반찬 세 가지가 있는 스타일을 아침식사로 추천한다.

식재료에 제한을 두지 말고 주식, 주반찬, 부반찬 두 가지, 국을 준비한다. 그러면 탄수화물, 단백질, 지질, 비타민, 미네랄, 식이섬유를 골고루 섭취할 수 있다.

지난밤에 먹지 않고 참았던 닭튀김, 스테이크 등 단백질원이 많이 포함된 묵직한 음식도 아침식사라면 괜찮다.

채소 섭취가 익숙하지 않은 사람은 스무디로 만들어 먹는 것도 좋은 방법이다. 스무디는 채소와 과일을 한 차례 냉동한 뒤 우유 등을 넣고 믹서로 간 음료를 말하는데, 식이섬유를 섭취할 수 있어서 주스기로 만드는 채소 주스와는 달리 채소 요리를 대신할 수 있다.

하루 동안 먹을 양의 채소와 과일로 만들어서 냉장고에 넣거나 3등분하여 냉동하는 것도 좋다. 일어난 지 14시간이 지났을 경우에는 스무디만 마시고 잠을 청한다. 소화가 잘되는 음료이므로 저녁식사를 하기 전에 채소 샐러드를 만들 시간이 없거나 위장의 상태가 좋지 않을 경우에 마실 것을 권한다.

아침에는 일찍 일어나 하루의 식사 계획을 세우자. '귀가 시간이 늦어질 것 같으니 오늘은 나누어 먹자', '어제 과식을 했으니 오늘은 과자와 술을 삼가자' 등과 같이 하루의 식사 내용을 정하여 건강관리의 시간으로 삼는 것이다.

아침에 일어나는 시간이 평소보다 빠르면 에너지의 사용량이 다소 늘어난다. 음식 만들기가 귀찮을 때는 밖에서(샌드위치와 음료, 과일, 채소 샐러드 등의 조합) 사 먹는 것도 좋다. 직접 만드는 음식만이 최고라고 생각할 필요는 없다. 직접 만든 도시락이라도 영양 균형이 좋지 않으면 결과적으로 건강에 도움이 되지 않기 때문이다.

아침식사를 저녁식사처럼 즐기며 먹는 것도 좋다. 또한 패밀리 레스토랑이나 아침 정식을 파는 곳에서 사 먹는 것도 괜찮다. 집에 돌아갈 때 조깅이나 빨리 걷기를 하는 것도 상쾌함을 느낄 수 있는 방법이다.

나는 아침에 일찍 일어나면 집에서 카페오레를 마시며 영어 회화나 업무 관련 공부, 원고 집필 등을 한다. 또한 느긋하게 TV를 보거나 신문을 읽기도 한다. 더욱이 아침식사 전에 배변을 하여 몸도 개운하다.

이렇게 아침을 맞으면 무엇인가 알찬 느낌이 들어서 하루를 기분 좋게 보낼 수 있다. 매일 이렇게 생활하면 살이 빠질 확률이 커진다. 또한 아침식사를 만들면서 하루 식사 계획을 세우기도 한다.

아침 시간과 아침식사를 즐기기 위해서는 전날 밤을 어떻게 보내는가가 중요하다. 저녁식사 뒤에 운동을 하는 것은 좋지만 격렬한 운동으로 지치면 다음 날 아침에 일찍 일어나기가 어렵다. 따라서 적당한 운동이 좋다.

아침에 아무것도 하지 않고 밖에서 아침식사를 한 뒤 출근했다가 점심 때와의 간격이 너무 짧아 공복을 느낄 새도 없이 식사를 해야 하는 악순환은 피해야 한다.

PART 4
이것만은 기억해두자!

- ☑ 다이어트를 하고 싶다면 외식할 때 코스 요리를 남김없이 먹어서는 안 된다. 단, 주 1회 찾아오는 만찬 데이는 예외이다.

- ☑ 과식을 한 다음 날에는 미니 단식과 리셋식으로 칼로리의 균형을 맞춘다.

- ☑ 편의점 음식으로는 삼각김밥, 채소 샐러드, 삶은 달걀, 수프의 조합이 이상적이다.

- ☑ 식단의 기본은 국 한 가지에 반찬 세 가지이다. 수프는 미리 만들어서 저장해 놓는 것을 추천한다.

- ☑ 포만감이 느껴지는 식사량은 500g이다. 칼로리를 초과하지 않는 한도 내에서 500g의 양을 확보한다.

- ☑ 아침식사를 거르면 비만의 원인이 된다.

- ☑ 아침식사를 준비하면서 하루의 식사 계획을 세우는 것이 이상적이다.

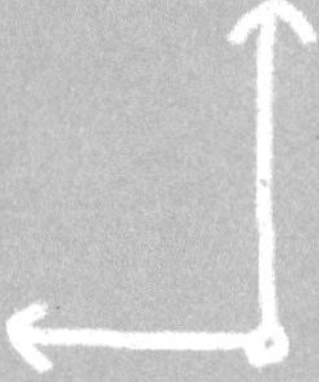

Chapter 5

리듬식으로 원하는
몸매 만들기

생활습관의 개선으로
체지방량을 줄일 수 있다

CT 스캔으로 내장지방 확인하기

의료 기관에서 혈액검사 및 신체 계측, 혈압 측정, 소변검사 등을 해보자. '나를 아는 것'은 다이어트를 하는 데 매우 중요하게 작용한다.

그중에서도 특히 시각적으로 작용하는 검사를 추천한다. 숫자로 된 검사치는 아무리 살펴봐도 좋은지 나쁜지 알 수 없는 경우가 많아 쉽게 와닿지 않는다. 그러므로 의료 기관에서 시행하는 복부 CT 검사를 추천한다. 이 검사는 2~3분 동안 가만히 누워 있으면 끝나는데, 검사 후 현상된 사진을 통해 복부에 붙은 내장지방을 두 눈으로 확인할 수 있다.

CT 검사로 피하지방 면적, 내장지방 면적, 전체 지방 면적, 내장지방률, 체중 BMI(신체 질량 지수)가 측정된다. 체지방에는 피하지방과 내장지방의 두 종류가 있는데, 이 둘은 색깔로 구별된다.

생활습관병을 일으키는 내장지방

특히 내장지방은 장간막에 축적되기 때문에 생활습관병이나 동맥경화를 일으킬 가능성이 크다. 내장 주변에 지나치게 많은 지방이 축적되면 지질이상증(중성지방이나 LDL-콜레스테롤이 높은 상태)과 고혈압이 일어나서 심근경색, 뇌경색 등의 심혈관계 질환으로 이어진다.

일반적으로 내장지방에서는 지질, 혈당, 혈압에 영향을 미치는 호르몬이 나온다고 알려져 있다. 지나치게 많은 지방이 축적된 상태에서는 지질, 당질, 혈압에 악영향을 미치는 악옥 호르몬인 레지스틴resistin과 지질의 일종인 유리지방산free fatty acid이 많이 나와서 문제가 생긴다. 따라서 내장지방을 늘리지 않는 것이 중요하다.

피하지방은 피부의 아래에 있는 피하조직이라는 부분에 붙는 지방인데 몸 밖에서 손에 잡힌다. 피하지방은 내장지방에 비해서 대사가 좋지 않으므로 분해하기 어렵지만 생활습관병의 원인이 될 가능성은 낮다.

하지만 지나치게 많이 쌓이면 무릎 등의 골격에 부담을 줄 수 있다. 또한 피하지방형 비만은 탄탄한 체형이 아닌 처진 체형을 만든다.

복부 CT 스캔을 해보지 않고서는 피하지방이 많은 유형인지 내장지방이 많은 유형인지 알 수가 없다. CT 스캔 검사 결과 내장지방 면적이 $100cm^2$ 이상일 경우에는 내장지방형 비만이라 부른다. 내장지방형 비만의 경우에는 비만에 의한 당뇨병, 고혈압증, 지질이상증 등의 합병증이 생기기 쉽다.

체지방 면적으로 비만도 체크하기

다이어트를 할 때 체중에 신경 쓰는 경우가 많지만 사실은 체중보다 체지방이 더 중요하다. 겉보기에 뚱뚱하지 않고 체질량 지수가 25 미만이라도 체지방이 많은 사람은 '숨은 비만'이라고 부른다.

숨은 비만형의 대부분은 내장지방형 비만이라고 알려져 있다. 몸은 근육, 수분, 지방, 뼈 등으로 구성되어 있어서 단순히 수분이 감소하는 것만으로 체중이 줄어드는 경우도 있다.

사춘기 이후에 지방세포 수가 증가하는 일은 드물다고 한다. 성인의 비만은 지방세포 수가 아닌 세포 내의 지방 축적량이 증가함으로써 일어난다.

CT 검사로 자신이 피하지방형 비만인지 내장지방형 비만인지를 파악

표 5-1 CT 스캔에 따른 지방량 측정

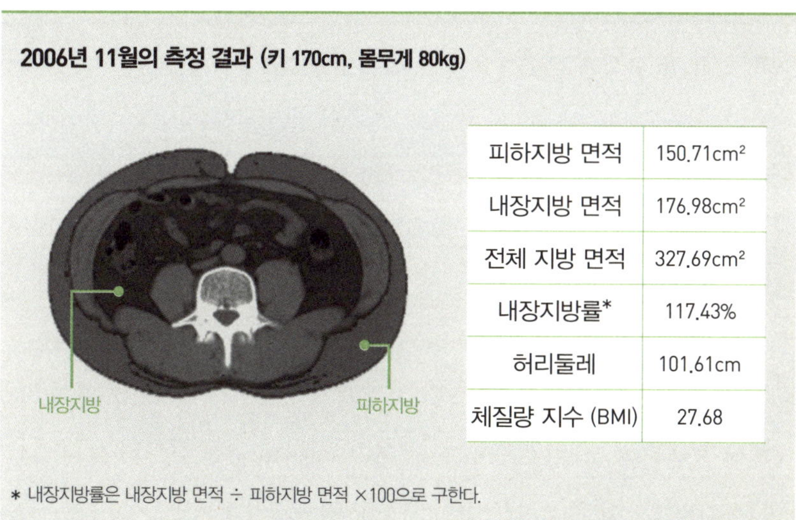

피하지방 면적	150.71cm²
내장지방 면적	176.98cm²
전체 지방 면적	327.69cm²
내장지방률*	117.43%
허리둘레	101.61cm
체질량 지수 (BMI)	27.68

* 내장지방률은 내장지방 면적 ÷ 피하지방 면적 ×100으로 구한다.

표 5-2 CT 스캔에 따른 지방량 측정

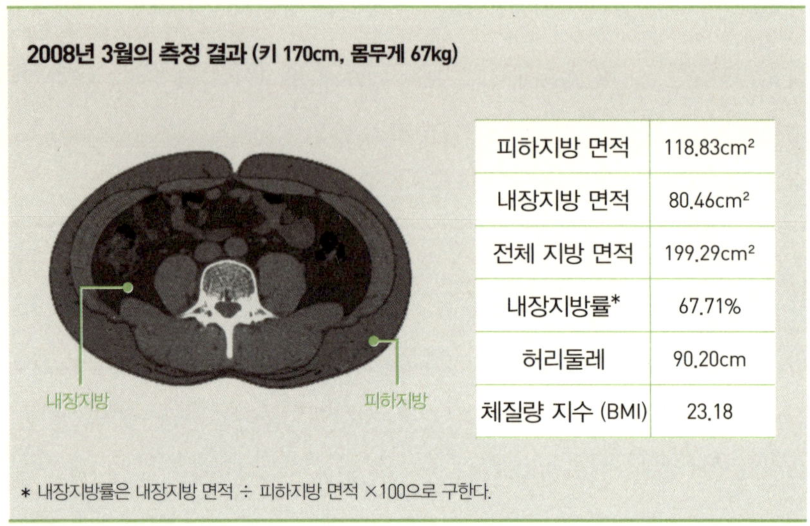

피하지방 면적	118.83cm²
내장지방 면적	80.46cm²
전체 지방 면적	199.29cm²
내장지방률*	67.71%
허리둘레	90.20cm
체질량 지수 (BMI)	23.18

＊ 내장지방률은 내장지방 면적 ÷ 피하지방 면적 ×100으로 구한다.

하는 것이 생활습관과 식습관을 점검하는 계기가 된다. 리듬식을 실천하고 적당한 운동을 병행하여 체지방량을 줄이도록 하자.

표 5-1, 표 5-2의 사진은 어떤 사람의 복부를 CT 스캔한 것으로, 바깥쪽의 색이 엷은 부분이 피하지방이고, 안쪽의 짙은 부분이 내장지방이다.

위 사진의 주인공은 적정 식사량, 영양 균형과 칼로리 계산, 일어난 지 14시간 안에 식사, 규칙적인 식사 시간을 철저하게 지키며 리듬식 다이어트를 꾸준히 했다.

그 결과 1년 4개월 뒤에는 체중이 13kg 감량되었고, 내장지방 면적도 약 50% 이상 감소되었다.

위의 표에 있는 BMI란 체질량 지수를 말하는데 몸무게(kg)÷키(m)×키(m)로 계산하는 몸무게 지표이다. 체질량 지수 표준은 22로 삼는다.

신체리듬을 개선해 면역력을 높인다

생활습관이 면역력을 좌우한다

리듬식 다이어트를 실천하면 감량 이외에도 다양한 효과를 기대할 수 있다. 면역력을 상승시키는 효과도 그중 하나이다.

면역력이란 몸을 지키는 힘, 즉 자연 치유력을 말하는데 생활습관, 식사, 스트레스 등에 따라 상승과 하강을 반복한다.

과음과 과식 등으로 위장의 상태가 나빠지면 몸에 필요한 영양소를 제대로 흡수시키지 못하게 된다. 그 밖에 밤샘하는 일, 운동 부족, 흡연, 비만, 고혈압 등도 면역력을 저하시키는 원인이다.

생체리듬에 따른 생활과 식습관은 생체의 항상성 유지 기능(생체가 다양한 환경의 변화에 대응하여 체내 상황을 일정하게 보전하고 생존을 유지하려는 작용으로 체온조절 등이 여기에 해당한다)을 정상적으로 작동시켜 장 속 환경이 개선되어 면역력을 상승시킨다.

즉, 리듬식 다이어트로 건강한 몸을 만들면 면역력이 상승한다.

면역력을 높이는 식생활

현대인은 예전보다 강해진 자외선, 식품에 들어 있는 첨가물, 길어진 활동 시간으로 인한 수면 부족 등 심각한 환경오염과 스트레스에 노출되어 있다.

이러한 위험 인자로부터 몸을 지키기 위해서는 생체리듬에 맞는 올바른 생활습관을 유지하는 것이 가장 중요하다. 특히 면역력을 높이려면 매일 비타민, 미네랄, 식이섬유가 풍부하게 들어 있는 채소류나 발효 식품인 유제품을 섭취하는 것이 좋다.

식사 메뉴에는 씹는 맛이 있는 식품을 넣을 필요가 있다. 꼭꼭 씹어 먹으면 면역 기능이 있는 타액의 분비가 촉진되어 입속의 살균 작용과 위장의 소화 기능이 높아진다.

또한 식이섬유를 많이 섭취하면 장의 움직임이 활발해져서 연동운동이 배변을 촉진하고 음식과 함께 들어온 유해물질과 몸에 축적된 노폐물 및 발암물질 등을 몸 밖으로 배출한다.

요구르트 등의 발효 식품에는 유산균, 비피더스균과 같은 선옥균이 포함되어 있는데, 우엉과 양파 등의 채소에 들어 있는 올리고당이 선옥균의 먹이가 되어 그 증식을 돕는다.

우리는 평소에 장 활동을 원활하게 만들어야 한다. 변비나 설사에 시달리는 사람 중 특히 음식을 빨리 먹는 사람은 충분히 씹지 않고 삼키기 때문에, 다 소화되지 못한 음식 찌꺼기가 장 속에서 이상 발효되어 설사를 하는 경우가 많다. 천천히 꼭꼭 씹어 먹는 것도 면역력을 높이는 방법이다.

채소와 과일의 색이나 향기의 구성 성분인 피토케미컬은 제7의 영양소라 불리며 면역력과 깊은 관련이 있다.

리듬식 다이어트에서는 특히 채소를 많이 먹는 것이 중요하다. 다양한 채소를 충분히 섭취하고 영양 균형이 잘 잡힌 식사를 하며, 생체리듬에 맞춘 생활습관을 갖도록 하자.

천천히 꼭꼭 씹어 먹는 식생활이야말로 리듬식 다이어트에 성공하고 면역력을 높이는 방법이다.

미니 단식으로 면역력 강화하기

최근 연구를 통해 단식을 하면 면역력이 상승한다는 사실이 밝혀졌다. 백혈구나 림프구는 공복 상태에서 활발해진다. 하지만 포만감이 있는 상태에서는 백혈구 자체의 움직임이 둔해진다. 곧 외부에서 침입하는 병원균 등에 제때 대응하지 못해 결과적으로 감기나 질병에 걸리기 쉬워진다.

즉, 단식으로 백혈구를 공복 상태로 두면 면역력이 강화된다는 이야기다. 실제로 단식을 하자 미토콘드리아 mitochondria가 늘어나서 활성산소가 제거되었다는 연구 결과가 보고되었다.

미니 단식은 본격적인 단식처럼 장기간 식사를 거르는 것이 아니다.

제3장(Rule 10 참고)에서 소개했듯이 딱 하루만 필요 최소한의 에너지, 영양소, 수분을 섭취하는 것이다. 살이 조금 찐 것 같을 때, 전날 과식을 해서 식욕이 별로 없을 때를 잘 이용하여 생활 속의 미니 단식을 해보면 좋다. 미니 단식은 한 달에 한 번 정도로만 할 것을 추천한다.

단, 하루에 두 끼만 먹는 습관은 단식과 다르다. 한 끼라도 자주 거르는 것이 습관이 되면 몸은 기아 상태라는 판단을 내리고 계속 지방을 축적하게 되므로 살이 쉽게 찐다. 또한 배고픈 상태에서 식사를 하게 되므로 결국 세 끼를 먹을 때보다 살이 더 많이 찌게 된다.

피부 미인으로
거듭날 수 있다

활성산소를 물리친다

　리듬식 다이어트로 피부 미용 효과를 기대할 수 있다. 그러나 '활성산소'라는 물질은 아름다운 피부를 만드는 데 최고의 적이다. 활성산소는 불규칙한 생활, 스트레스, 자외선 등으로 늘어나는데 세포와 혈관을 망가뜨리고 노화를 촉진한다.

　이러한 현상을 줄이기 위해서는 매일 식사를 통해 항산화 물질과 항산화 비타민을 섭취해야 한다.

　항산화 물질에는 피토케미컬 등이 있고, 주요 항산화 비타민으로는 비타민 A, 비타민 C, 비타민 E 등이 있는데 모두 채소에 많이 들어 있다.

　피토케미컬은 주로 채소의 향기, 매운맛, 쓴맛 등을 구성하는 물질이다.

　예를 들면 당근의 오렌지색을 이루는 베타카로틴beta-carotene, 양파의 매운맛을 내는 알리신allicin 등이 이에 해당한다.

항산화 물질과 항산화 비타민이 많이 들어 있는 식품을 적극적으로 섭취하면 활성산소의 활동을 억누르고 노화를 늦춰서 피부뿐만 아니라 몸의 건강을 유지할 수 있다.

또한 아름다운 피부를 유지하려면 즐거운 마음으로 음식을 먹는 것도 중요하다. 꼭꼭 씹어 먹으면 다량의 타액이 나오는데 이 타액 속에는 항산화 효소가 많이 들어 있다. 즐거운 마음으로 꼭꼭 씹어 먹으면 적은 양으로도 포만감을 느낄 수 있고 활성산소를 제거하는 작용도 기대할 수 있어 그야말로 일석이조이다.

피부의 각질층은 약 28일 간격으로 새롭게 변화한다. 영양의 균형이 잡힌 일즙삼채 스타일로 리듬식 다이어트를 한다면 생체리듬이 활발해져서 피부의 신진대사 또한 좋아진다.

수면 부족은 피부의 커다란 적

젊음을 유지하려면 충분한 숙면을 취해야 한다. 젊음을 담당하는 호르몬은 잠을 자는 동안 분비되어 피부의 신진대사를 촉진한다. 깨어 있는 동안에는 교감신경이 우위를 차지하므로 근육과 위장을 중심으로 혈류가 흐르게 되어 있다.

피부를 건강하게 만들려면 모세혈관의 구석구석까지 충분한 혈액이 흐르도록 해야 한다. 즉 충분한 수면을 취하면 건강한 피부를 유지할 수 있다.

잠에서 깨어난 뒤 햇볕을 쬐며 체내시계를 초기화하면 수면 조절에 관여하는 호르몬이 분비되어 약 15~16시간 뒤에 졸음이 쏟아진다. 먼저 이러한 체내리듬이 존재한다는 사실을 알아두자.

즉 아침 7시에 일어나면 오후 10시~11시에는 졸음이 쏟아진다는 말이다. 따라서 몸의 리듬에 따른 생활을 하면 피부 미인이 될 수 있는 법이다.

제3장에서 설명한 리듬식 다이어트의 규칙 중 '체중이 늘었다면 식사에 걸리는 시간을 1.5배 늘린다'를 실천한다(제3장 Rule 9 참고). 끼니마다 채소를 많이 먹고 충분한 수면을 취하면 피부 미용 효과를 높일 수 있다.

균형 잡힌 생활이
안티에이징 효과를 높인다

주목받는 장수 유전자

최근에는 유전자 중에 장수 유전자가 존재한다는 사실이 밝혀졌다. 미국 하버드대 의학부의 하임 코엔 박사 등이 〈사이언스〉지에 발표한 논문에 따르면, 장수 유전자란 노화를 늦추고 수명을 연장하는 유전자로 특별한 사람만 가진 것이 아니라 누구나 갖고 있다고 한다.

또한 통상적으로는 이 유전자가 잠들어 있지만, 활성화시켜 움직이게 만들면 수명을 100세까지 연장시킬 수 있다는 것이다.

현재 일본 항노화의학계에서는 이 유전자를 어떻게 활성화하고 단련할 것인지에 관한 연구가 활발히 진행 중이다. 그 결과 중 하나로 이 유전자를 움직이게 하려면 칼로리를 제한해야 한다는 사실이 밝혀졌다. 그러나 원숭이나 어류 등의 사례에서 증명되었지만, 인간의 사례에 관한 보고는 아직까지 없다.

즉, 칼로리 섭취량을 30% 줄이면 수명을 30~40%까지 연장할 수 있으며 노화를 지연시킬 수 있다는 것이다. 여기서 말하는 칼로리 제한은 단순한 식사 제한을 의미하는 것이 아니다. 영양 균형이 잡힌 식사를 위장의 80%에 해당하는 양으로 제한한다는 뜻이다. 제3장에서 소개했듯이 단식으로 위장이 텅 비면 장수 유전자가 활성화된다.

항산화 효소를 작동시킨다

사과 껍질을 벗긴 뒤 그대로 두면 산화되어 갈색으로 변하고 철이 녹스는 것처럼 인간의 몸도 녹이 슨다. 하지만 인간의 몸에는 이러한 녹 성분과 싸우는 항산화 네트워크가 존재하며 이 네트워크를 구성하는 것이 항산화 효소, 항산화 물질, 항산화 비타민이다.

그중 항산화 효소는 몸속에서 만들어진다. 이 효소의 생산과 활성화는 유전자와 밀접한 관련이 있으며 해당 유전자를 작동시키려면 위장의 80% 정도만 채우는 식사를 하는 것이 좋다.

또한 적당한 운동을 하고 식사 중에 레스베라트롤resveratrol과 나이아신niacin을 섭취하면 좋다는 연구 발표가 있다.

항산화 물질의 하나인 레스베라트롤은 폴리페놀polyphenol의 일종으로 오디, 포도, 라즈베리, 크랜베리 등의 베리류와 땅콩 등의 견과류, 레드 와인에 들어 있다.

또한 단백질, 탄수화물, 지방의 대사에 없어서는 안 되는 나이아신은 가다랑어와 참치 등의 어류, 소고기, 돼지고기, 닭고기 등의 육류, 달걀, 우유 등 단백질이 많이 포함된 식재료에 들어 있다. 즉, 매끼 국 한 가지에 반찬 세 가지가 있는 식사를 한다면 자연스레 섭취할 수 있는 것이다. 그 밖에도 채소와 과일의 빛깔, 향기, 쓴맛 등을 구성하는 성분인 피토케미컬에도 항산화 물질이 들어 있다.

일어난 지 14시간이 지난 뒤에 과식을 한 다음 날에는 생활 스타일에 맞춰서 미니 단식이나 리셋식으로 장수 유전자를 활성화한다.

국 한 가지에 반찬 세 가지로 구성된 식사로 영양소의 과부족 없이 섭취하여 항산화 네트워크를 작동시키자.

이러한 리듬식 다이어트로 안티에이징 anti-aging 효과를 톡톡히 볼 수 있다.

매사에 적극적이고
긍정적으로 바뀔 수 있다

■ 성호르몬의 분비를 활성화한다

　몸 상태가 좋으면 매사에 의욕적이고 적극적으로 임하게 된다. 평소보다 일찍 일어나서 아침식사를 하면 집중력과 기억력이 상승한다. 실제로 아침식사를 하면 상쾌한 기분이 드는 베타엔도르핀$^{\beta\text{-endorphin}}$이 분비된다는 사실이 밝혀진 바 있다.

　이러한 이유로 리듬식 다이어트에서는 매일 아침에 반드시 식사를 해야 한다고 강조한다. 아침식사를 챙겨 먹으면 뇌의 움직임이 활발해지기 때문이다.

　좋아하는 사람이 생겨서 다이어트를 시작한 사람도 많을 것이다. 사랑을 하면 성호르몬이 분비되어 의욕이 넘치고 적극적인 행동을 취하게 된다.

또 스쳐 지나간 이성이나 TV에 나온 배우를 보고 '멋있다!'라고 생각하는 것만으로도 호르몬이 분비된다. 남의 시선이 신경 쓰여서 멋을 부리거나 호감이 가는 상대의 관심을 끌고 싶고 칭찬받고 싶은 바람이 있다면, 그 자체만으로도 호르몬을 분비시키는 동기가 될 것이다.

좋아하는 사람이 생겼을 때의 두근거림은 식욕을 억제시킨다. 이 두근거림은 여성호르몬인 에스트로겐estrogen의 분비를 활발하게 만든다.

에스트로겐에는 피부 미용 효과가 있어서 여성스러운 몸을 만드는 작용을 한다. 즉 가슴이 두근거리는 연애를 하면 자연스레 식욕을 조절할 수 있어 살이 빠지는 효과를 기대할 수 있게 된다.

사랑에 빠지면 살이 빠진다

연애를 하면 뇌의 움직임이 활발해져서 다양한 일을 더 적극적이고 효율적으로 할 수 있게 된다. 잘 생각해 보면 무언가에 집중할 때는 배고픔이 느껴지지 않을 것이다.

특히 가슴이 두근거리는 연애를 하면 외모에 신경을 쓰게 되기 마련이다. 줄곧 귀찮게 느껴지던 운동도 좋아하는 사람을 생각하면 귀찮기는 커녕 힘이 난다. 헬스장에서 트레이닝을 할 때도 마찬가지이다. 평소라면 금세 포기했을 부분에서도 자신을 독려하게 된다.

이러한 시기에 근력 트레이닝으로 근육을 만들어서 기초대사를 높이면 좋다. 여성이라면 탄력 있는 몸매, 남성이라면 균형 잡힌 몸매를 만들자. 준비 단계에 돌입하면 여성은 '보다 젊고 아름답게', 남성은 '보다 듬직하고 힘차게'를 자신의 뇌에 입력하자. 뇌의 명령에 따라 도파민^{dopamine}과 성호르몬의 분비가 활발해져서 이상적인 몸매가 만들어질 것이다.

DHEA 호르몬으로 아름다워진다

사람은 사랑에 빠지게 되면 매사에 긍정적인 생각과 동시에 의욕이 생긴다. 이 시기의 에너지를 상대를 사랑하는 마음에만 쏟지 말고 목표 달성에도 사용하자. 힘껏 노력하는 모습에 상대도 점점 당신에게 빠져들 것이다.

단, 상사병이 날 정도로 사랑에 빠진다면 오히려 매사에 집중하지 못할 가능성이 있으니 절도를 지키며 적당히 연애를 하자.

운동을 하면 체력은 물론이거니와 면역력도 높아진다. 게다가 안티에이징 효과가 있는 DHEA(인체 내 부신에서 생산되는 생식 호르몬)의 분비가 많아진다. DHEA는 지방의 대사를 높이고 피부의 윤기와 탄력을 개선하며, 근력 증강, 체지방 감소, 스트레스에 대한 저항성 향상, 동맥경화와 골다공증 등에 억제 효과가 있다.

이러한 DHEA 분비에는 '세타파^{theta wave}'라는 뇌파가 관여하는데, 무언가에 집중할 때나 꾸벅꾸벅 조는 상태일 때에 주로 나온다. 무엇보다 마음을 편하게 먹는 게 중요하다.

다이어트의 본래 목적은 건강 증진과 함께 아름다움을 유지하는 것이다. 이성에게 보다 아름답고, 듬직하게 보이고 싶은 생각으로 사랑을 찾는다면 우리 몸에서는 다양한 플러스 효과가 있는 성분이 분비되어 인생을 즐겁고 긍정적으로 살 수 있게 도와준다.

　리듬식 다이어트를 실천하면 목표하던 체형을 만들 수 있다. 또한 장수 유전자와 항산화 효소를 활성화시켜 젊음과 아름다운 피부를 유지하므로 활력 있고 긍정적인 인생을 누릴 수 있다.

PART 5
이것만은
기억해두자!

☑ 체지방을 줄이기 위해서는 영양 균형과 칼로리를 고려하고, 일어난 지 14시간 안에 식사를 마치는 등 규칙적인 식사 시간을 지킨다.

☑ 리듬식 다이어트로 생체리듬이 활성화되면 면역력 상승과 피부 미용 효과가 높아진다.

☑ 노화를 늦추고 수명을 연장시키는 장수 유전자는 칼로리 제한으로 작동된다.

☑ 항산화 효소, 항산화 물질의 생산과 활성화와 관련된 유전자를 작동시키려면 위장의 80%만 식사로 채운다.

☑ 리듬식 다이어트에 따라서 아침식사를 하면 베타엔도르핀이 분비되어 뇌의 움직임이 활발해진다.

꾸준한 실천이
살 빠지는 습관을 만든다

유행하는 다이어트법이
내 몸을 망친다

보충제에 의존하지 않기

이 세상에는 다양한 다이어트 식품과 건강식품이 판매되고 있다. 무엇을 믿고 어떻게 실천할지는 사람마다 다르지만, 그 다이어트법이 자신에게 맞는지부터 확실히 체크해 봐야 한다.

이때 하나의 방법만으로 다이어트를 하는 것은 위험하다. 몸 상태가 나빠지거나 변화가 보이지 않으면 방법을 재점검할 필요가 있다.

의사의 관리를 받으며 극단적인 식사요법을 행할 때 영양소를 보급할 목적으로 보충제를 먹는 것은 상관없다. 또한 해외여행을 할 때 채소를 섭취하지 못할 것을 대비하여 비타민과 미네랄을 보충할 목적으로 건강보조식품을 이용하는 것도 좋다.

그러나 특정 음식이 몸에 좋다는 말에 '이것만 먹으면 괜찮겠지'라는 단순한 사고방식은 위험하다. 하나의 식품이나 보충제에 자신의 건강을 맡겨서는 절대 안 된다.

단순히 영양 정보만을 믿고 그대로 실천하는 사람이 있다. 영양 지도를 하다 보면 몸에 좋다는 것을 모두 섭취하여 영양 과잉 상태인 사람도 있다. 그 결과 중성지방과 콜레스테롤 수치가 높아져 있기도 한다. 몸에 좋다고 알려진 식품도 지나치게 많이 섭취하면 몸에 스트레스를 준다.

건강에 대한 불안이 싹트면 지푸라기라도 잡고 싶은 심정이겠지만 냉정하게 상황을 판단해야 한다.

예를 들어 우유는 마시지 않아도 된다고 말하는 사람도 있지만, 우유는 모든 영양소가 포함된 완전식품이므로 지방의 양을 걱정하며 마시지 않는 것보다 마시는 편이 더 좋을 것이다.

다이어트법은 영어 회화 공부법과 비슷하다

영어 회화 공부와 다이어트는 공통점이 많다. 매스컴에서 다양한 교재와 영어 회화 공부법을 광고하는 모습은 다이어트법을 떠오르게 한다.

'이 수업을 들으면 귀가 트이고 입이 트여 말이 나온다'는 홍보는 '이것을 사용하거나 먹으면 살이 빠진다'는 다이어트 식품 광고와 매우 닮아 있다. 다이어트를 결심한 사람 중 어떤 사람은 이런 홍보성 문구에 농락당하며 우왕좌왕한다. 이는 영어 회화도 마찬가지이다. 대부분의 학습자들은 쉽고 빠르게 영어 회화를 배우고 싶어 하기 때문에 다양한 영어 회화 교재와 학원이 존재한다.

즉, 영어 회화 공부와 다이어트는 '편하게 하고 싶다'라는 공통의 욕구가 존재한다. 하지만 아쉽게도 영어 회화나 다이어트야말로 오랜 끈기와 노력이 없으면 성공할 수 없다.

따라서 유행과 안일한 정보에 휩쓸리지 않고 과학적이며 체계적인 내용 여부를 보고 선택하는 것이 중요하다.

신뢰할 만한 건강 정보는 한국영양학회(www.kns.or.kr), 대한영양사협회(www.dietitian.or.kr), 한국건강관리협회(www.kahp.or.kr) 홈페이지 등에서 얻을 수 있다.

리듬식 다이어트는 식습관과 생활습관을 몸의 본래 리듬에 맞춰 가는 다이어트 방법이다. 즉 규칙적인 식습관과 생활습관을 몸에 익히는 사이에 살이 빠지는 방법이므로 특별한 보충제나 고가의 식재료가 필요 없다. 단, 빠른 효과를 기대하지 말고 매일 지속적으로 하는 것이 중요하다.

건강에 좋은 음식이라도 지나치게 많이 먹으면 염분과 당분이 과다해진다

채소 주스, 건강 음료, 스포츠 음료 등이 건강에 좋다는 생각에 물 대신 먹으며 수분을 보충하는 사람이 있는데, 이는 주의할 필요가 있다.

특히 스포츠 음료에는 당분이 많기 때문에 중성지방을 늘리는 원인이 된다. 또한 채소 주스 중에는 염분이 많은 것도 있어서 염분 과다에 빠지기 쉽다.

과일이 몸에 좋다며 끼니마다 먹는 습관을 지닌 사람도 주의해야 한다. 과일에는 과당이 많이 들어 있어서 지나치게 많이 섭취하면 중성지방이 늘어난다. 균형 잡힌 식사를 하면서도 몸에 좋다는 이유로 건강식품을 달고 사는 것도 중성지방을 늘리는 원인이 된다.

같은 채소라도 연근, 누에콩, 백합근, 호박, 옥수수 등에는 대량의 당질이 들어 있어서 많이 섭취하면 당분 과다 상태로 이어진다. 물론 사탕, 껌, 초콜릿, 청량음료, 캔 커피 등을 즐기는 사람도 쉽게 살이 찐다.

우리의 몸속에서는 다양한 화학반응이 일어난다. 당질이 많이 들어 있는 음식을 과다 섭취하면 살이 찌는 것도 화학반응의 결과이다.

즉, 당질이 지방으로 변하면서 지방이 지방조직에 쌓이기 때문에 살이 찌는 것이다.

예컨대 식사를 할 때 피부 미용에 중요한 콜라겐collagen을 섭취한다고 해도 몸속 화학반응으로 인해 콜라겐이 그대로 피부에 정착되는 것은 아니다. 또한 식재료에 포함된 효소가 위장에서 분해되지 않은 채 몸속에서 반드시 작용한다는 법도 없다.

병원에서 받는 혈액검사도 인체의 화학반응 결과를 보는 것이다. 그 수치를 보고 병을 특정하거나 수치의 변동을 보고 병이 호전되었는지 악화되었는지를 판단한다.

위와 같은 내용을 종합해 볼 때 영양학에 대한 올바른 지식을 갖는 것이 얼마나 중요한지 알 수 있다.

영양학 정보도 변한다

영양학도 과학의 일종이므로 새로운 발견이 잇따른다. 예컨대 과거에는 유산소운동을 20분 이상 지속하지 않으면 효과가 없다고 했다. 조깅의 경우에는 20분 이상 달리지 않으면 에너지의 연소 효과가 없다고 믿었지만 최근에는 10분이라도 운동을 하면 에너지가 소비된다는 연구 결과가 나왔다.

즉, 짧은 시간이라도 소비 에너지가 거듭되면 에너지가 연소된다는 것이다. 이렇듯 지금까지 알려졌던 상식을 뒤집는 새로운 상식의 등장은 과학계에서는 흔한 일이다.

나날이 발전하는 영양학도 새로운 학설과 발견으로 넘쳐난다. 따라서 영양 정보는 영원불변한 것이 아님을 명심해야 한다.

또 하나의 예를 들어 보자. 내가 어렸을 때 자색양배추의 자색은 암의 원인으로 여겨졌지만 지금은 '피토케미컬'이라는 물질이 발견되어 항암성 물질로 주목받고 있다. 또한 식이섬유도 과거에는 영양소로 취급되지 않았다.

각종 영양소 중에는 아직 어떤 작용을 하는지 밝혀지지 않은 것도 많다. 따라서 우선은 영양의 기초에 대해 이해하고 검증되지 않은 정보에 흔들리지 않도록 주의해야 한다.

식습관과 안티에이징 효과

수년 전부터 안티에이징을 연구하는 의학계에서 칼로리 리스트릭션 calorie restriction, 항당화, 저GI Glycemic Index 등 식습관에 관한 내용을 새롭게 주장하고 있다.

‘칼로리 리스트릭션’이란 칼로리 제한을 말하는데 평소에 섭취하는 칼로리에서 약 30%가량 줄이는 것이다. 단, 칼로리를 제한해도 필요한 영양소는 부족하지 않게 섭취해야 한다. 이는 장수 유전자를 활성화하는 데 유효하게 작용한다.

‘항당화’란 녹말이나 다당류가 효소나 산의 작용으로 가수분해되어 단당류나 이당류를 생성하는 것을 막는다는 뜻이다. 인체를 구성하는 물질은 단백질이다. 그런데 이 단백질이 분해되는 과정에서 과당과 결합하여 ‘AGEs’라는 노화 단백질이 생성된다. 노화 단백질은 나이가 들면서 점점 늘어나는데 쌓이는 속도를 늦추면 검버섯과 주름 등이 서서히 생기고 노화 전반이 늦춰진다는 사실이 밝혀졌다. 따라서 식사를 할 때 당질을 과잉 섭취하지 않도록 한다.

‘저GI’란 탄수화물을 섭취한 뒤에 혈당치가 오르는 속도를 가리키는 혈당 지수로 값이 낮은 것을 말한다. 우리 몸은 음식을 먹고 혈당치가 오르면 췌장에서 인슐린을 분비해서 혈당치를 낮춘다. 이때 인슐린은 지방을 생성하는 활동을 한다. 저GI 상태를 유지하면 몸에 지방을 축적하기 어려워진다.

위장의 80%만 채우되, 채소는 듬뿍 먹는다

일본 성누가국제병원의 이사장인 히노하라 시게아키日野原重明(현재 100세가 넘은 현역 의사로, 일본 항노화의학회 고문으로 활동 중이며 일본에서 최초로 종합검진을 개설하여 예방의학의 중요성을 말했다) 선생이 강조하는 식습관은 위장은 80%만 채우고 채소는 많이 먹는 것이다.

밥은 조금만 먹되, 붉은 고기나 생선을 많이 먹는다. 또한 배고픔이 느껴지지 않도록 하며, 30대의 체중을 유지하는 것을 강조한다.

식생활의 기본은 곡물, 식물성 식품, 동물성 식품을 골고루 섭취하는 것이며 무엇 하나도 지나치게 섭취하지 않는다. 과식은 비만과 생활습관병으로 이어질 수 있으므로 곡류, 콩, 두부류, 육류, 생선, 우유, 달걀, 유지류, 과일 등을 과하지 않게 섭취한다. 또한 채소, 해조류, 버섯류를 풍부하게 섭취하도록 한다.

매끼를 정확하게 관리하며 먹는 것이 이상적이지만 상황이 여의치 않을 때도 있기 마련이다. 예컨대 어제 과식을 했으면 오늘은 자제하거나 일주일을 1사이클로 보고 식사량과 종류를 조절하면 된다.

이것은 건강한 식생활을 지키기 위한 가장 쉬운 방법이다. 유행하는 건강식품과 다이어트 방법 등을 과신하지 말고 영양학의 기초를 이해하고 올바른 다이어트를 하자.

무엇을 어떻게 먹는가도 중요하다

밥을 언제 먹을지는 정할 수 있어도 무엇을 먹을지에 대한 생각이 제대로 서 있지 않으면 리듬식은 성공할 수 없다.

몸을 움직이려면 음식에서 생성된 에너지가 필요하다. 체내시계를 움직이기 위해서도 마찬가지이다. 제대로 된 리듬을 이루어 몸속에서 일어나는 모든 활동을 제어하기 위해서도 에너지는 필수이다.

우리 몸은 잠을 잘 때 에너지를 최대한 사용하지 않도록 절약 모드에 들어간다. 잠에서 깨어나더라도 아침식사를 하지 않으면 절약 모드가 유지되고 그 결과 하루의 에너지 소비량도 저하된다.

또한 아침식사를 거르면 혈당치의 저하를 불러오게 되고 근육을 분해하여 뇌에 보낼 당을 만들기 때문에 근육의 감소가 일어난다. 이런 상태가 오래 지속되면 체력과 기초대사의 저하로 점점 살이 찌게 된다.

또한 아침식사를 거르면 뇌의 시교차 상핵에 있는 주 시계 유전자가 몸이 기아 상태에 빠졌다고 착각하여 신체 활동을 최대한 억제함과 동시에, 비상사태에 대비해서 지방의 합성을 촉진하게 된다. 결국 쉽게 살이 찌는 체질이 되는 것이다.

아침식사 식단도 생각해야 한다. 사실 주식, 주반찬, 부반찬 두 가지, 국으로 구성된 일즙삼채 스타일을 일상적으로 섭취하는 사람은 드물다. 나는 영양 지도를 할 때 사흘 동안 식사 기록을 요청한다. 그 기록을 자세히 살펴보면 아침식사를 달랑 토스트에 커피 혹은 주먹밥과 채소 주스로 간단히 끝내는 사람이 많다. 이처럼 고기, 생선, 달걀 등의 단백질 식품이 부족한 아침식사로는 내장의 시계 유전자인 말초 시계 유전자가 제대로 활동하지 못한다.

다시 말하면 체내리듬이 무너진 채로 하루를 보내게 되는 것이다. 체내리듬이 무너지면 쉽게 살이 찔 뿐만 아니라 컨디션 난조로 이어지기도 쉽다.

또한 동일한 식단의 식사라도 아침식사보다 저녁식사 때 먹으면 살이 찌기 쉽다는 사실을 기억해야 한다. 밤늦게 먹는 일은 자제하고 일찍 자고 일찍 일어나서 일즙삼채 스타일의 아침식사를 하는 것이 기본 중의 기본이다.

아침에 균형 잡힌 식사를 하고, 규칙적인 생활습관을 유지하여 리듬식 다이어트에 성공하자.

식사 일기를 쓰는 것이 중요하다

우선은 제2장에서 설명했던 식사 일기를 써보자. 하루 식단, 몸무게, 수면 시간, 식사 시간을 적는 것부터 시작한다.

그러면 식사 내용에 따라 몸무게가 변화한다는 사실을 알 수 있다. 다음 사례를 살펴보며 올바른 식사법을 생각해 보자.

Case 1 : 낮에 업무가 시작되는 여성 A 씨

여성 A 씨(45세)는 낮에 업무를 시작하여 자정이 넘어서 집에 돌아온다. 귀가 후 식사를 하고 바로 잠자리에 들었다. 그리고 오전 7시에 일어나서 8시에 아침식사를 하고 점심 무렵에 출근했다. 오후 3시에는 과자를 몇 개 먹고 오후 5시가 되면 점심식사를 했다. 점심식사 시간은 제각각인데 밤 9시경에 먹는 경우도 있었다(표 6-1).

하지만 휴일에는 일반적인 생활시간에 맞춰서 아침에 아침식사, 점심에 점심식사, 밤에 저녁식사를 한 뒤 잠을 잤다.

A 씨가 이런 생활 스타일을 오래 지속한 결과 혈당치, 당화혈색소, LDL-콜레스테롤이 꽤 높아진 상태였다.

표 6-1 A 씨의 식사 일기

2011년 7월 9일 기상 시 체중 70kg, 배변 활동 없음

하루 생활리듬	아침식사	점심식사	저녁식사
	오전 8시~8시 15분	오후 5시~5시 15분	오전 2시~2시 10분
	15분 소요	15분 소요	10분 소요
■ **기상 시각** 오전 7시 ■ **취침 시각** 오전 2시 30분 ■ **수면 시간** 4.5시간 ■ **저녁식사 후 취침까지의 활동** 저녁식사 후 바로 취침	**식사 내용** 주식 밥 주반찬 냉두부 부반찬 1 샐러드 (버섯, 양상추, 드레싱) 부반찬 2 까나리, 호두무침 국 된장국(시금치) 기타 김	**식사 내용** 주식 주먹밥 주식 − 부반찬 1 조림 (당근, 감자, 실곤약, 양파) 부반찬 2 바나나 (사과, 키위) 국 인스턴트 된장국 (미역)	**식사 내용** 주식 소면 주반찬 − 부반찬 1 − 부반찬 2 − 국 기타 채소 주스
간식 야식	**오후 3시~9시** 케이크, 초콜릿, 캔 커피, 껌		

A 씨는 자신의 식사 일기를 보며 불규칙한 생활이 원인이라고 생각했다. 게다가 식사 시간도 불규칙하고 식사를 거르는 경우도 많았다. 자기 전에 섭취하는 당질 중심의 식사 내용과 식후 바로 잠자는 것, 만성적인 운동 부족 등도 문제였다. 게다가 책임감이 강해서 자기 몸에 문제가 생겨도 미루고 업무를 우선으로 삼았다.

A 씨에게 지도한 내용은 다음과 같다. 식사 시간을 정확하게 지키며, 점심식사 시간을 오후 5시에서 오후 3시, 저녁식사 시간을 오전 2시에서 오후 9시로 바꾸고, 늦어도 오후 10시에는 저녁식사를 할 수 있도록 했다. 피치 못할 사정으로 취침 직전에 식사할 경우에는 당질이 적은 음식을 먹을 것을 강조하고, 이 내용은 반드시 지키도록 했다.

그 결과 약 6개월 뒤 LDL-콜레스테롤은 정상 범위로 돌아왔고 당화혈색소와 혈당치도 낮아졌다.

❶ 식사리듬과 생활리듬을 조절한다.
❷ 식단에 채소 요리는 꼭 포함한다.
❸ 저녁식사는 당질이 낮은 음식으로 먹는다.

위 세 가지를 지키는 것만으로도 검사치의 개선으로 이어졌다. 지시 칼로리는 1,400kcal였지만 그동안의 섭취량을 보면 간식도 많이 먹었기 때문에 분명히 1,400kcal가 넘는 양이었다. 결국 지도한 지 6개월 만에 4kg을 감량했다.

Case 2 : 점심식사를 거르기 일쑤인 여성 B 씨

여성 B 씨(55세)는 점심식사를 거르는 경우가 많아서 1일 2식을 했다. 고기는 가끔 먹었으며 대체로 생선을 주반찬으로 먹었다.

B 씨는 칼슘 부족이 걱정되어 매일 멸치를 먹었고 물 대신 우유를 마셨다. 양과자도 좋아해서 자주 먹었다(표 6-2).

표 6-2 B 씨의 식사 일기

2011년 8월 14일 기상 시 체중 60kg, 배변 활동 없음

하루 생활리듬	아침식사	점심식사	저녁식사
	오전 10시~10시 15분	–	오후 8시~8시 15분
■기상 시각 오전 9시	15분 소요	–	15분 소요
■취침 시각 오전 0시 **■수면 시간** 9시간 **■저녁식사 후 취침까지의 활동** TV 시청	**식사 내용** **주식** 밥(멸치 3큰술) **주반찬** 생선구이 **부반찬 1** 무침 (소송채, 가다랑어포) **부반찬 2** 낫토 **국** 된장국(미역, 파) **기타** 올리브 오일 (1큰술)	**식사 내용** –	**식사 내용** **주식** 밥(멸치 3큰술) **주반찬** 생선조림 **부반찬 1** 채소볶음 (양배추, 콩나물, 숙주 나물, 당근, 돼지고기) **부반찬 2** – **국** – **기타** 된장국(두부, 파)
간식 **야식**	**오후 3시** 케이크, 사탕 2개, 우유 **오후 9시** 요구르트, 우유(하루 총 1L)		

B 씨가 하루에 섭취해야 할 칼로리는 1,600kcal이다. 우선 균형 있는 1,600kcal의 식사를 섭취하는 방법을 설명했다. 그리고 하루에 마시는 우유의 양과 한 번에 먹는 생선의 양이 많다는 점을 지적했다.

❶ 식사 횟수를 1일 3식으로 늘려서 식사리듬을 조절한다.
❷ 우유나 멸치의 양을 줄이고 대신 녹황색 채소의 섭취량을 늘린다.
❸ 균형 잡힌 식사로 변경한다.

위 세 가지를 지키는 것만으로도 3개월 만에 체중 4kg을 감량했으며 LDL-콜레스테롤과 중성지방을 낮출 수 있었다.

이처럼 식사 일기를 작성하면 식사리듬과 생활리듬을 생각할 수 있다. 관리영양사에게 자신이 작성한 식사 일기를 보여주고 지도를 받으면 자신의 식생활을 재점검하는 계기로 만들 수 있다. 그 밖에도 식사 일기를 작성하면 의학적 사실도 알 수 있다.

1. 건강에 좋다는 이유로 끼니마다 채소 주스나 스포츠 음료를 마신 결과 혈당치와 중성지방 수치가 높아졌다.

2. 우유를 못 마시는 사람이 우유 대신 요구르트와 치즈를 적정량 이상으로 꾸준히 섭취한 결과 LDL-콜레스테롤 수치가 높아졌다.

3. 헬스장에서 가벼운 운동만 하면서 단백질 보충제를 많이 마신 결과 몸무게가 좀처럼 줄지 않았다.

위와 같은 경험이 있는 사람은 가까운 건강검진센터나 병원에 들러 영양 지도를 받는 것이 좋다.

칼로리 섭취를 줄이는 요령은 탄수화물 줄이기

식사 일기를 보고 적정량 이상의 칼로리를 섭취한다는 사실을 깨달았다면 줄일 방법을 생각해야 한다.

칼로리 섭취를 줄이는 요령으로는 균일한 세 끼 식사를 염두에 두고, 식사량 500g을 지키며 탄수화물을 줄이는 방법이 있다.

아침식사를 거르는 식습관을 가진 사람은 우선 아침식사를 먹는 것부터 실천한다. 먹고 싶지 않은 사람은 먹고 싶어지도록 생활습관을 갖는 것이 중요하다.

자신에게 필요한 칼로리가 1,800kcal인 사람은 12시간 안에 매끼를 600kcal로 균등하게 나누어 먹어야 함을 잊지 말자. 칼로리 파악이 성가시고 어려운 사람은 지금보다 식사량을 줄이면 된다. 우선은 위장의 80%만 먹어야 한다. 천천히 꼭꼭 씹어 먹으면 적은 양으로 포만감을 느낄 수 있다.

식사량을 줄이는 것은 좋지만 지나치게 줄이는 것은 금물이다. 최소한의 기초대사량 만큼 칼로리를 유지하지 않으면 근육이 줄어들고 체지방이 축적되기 쉽다.

또한 포만감을 느끼고 싶다면 500g 이상의 식사량은 지켜야 한다. 이를 위해 주식에 해당하는 탄수화물을 줄이고 채소, 해조류, 버섯 요리를 늘려서 500g의 식사량을 유지하자.

지금까지 식사에서 줄여야 할 것은 밥, 면, 빵 등의 탄수화물이었다. 예를 들면 밥 두 공기(200g)가 336kcal, 식빵 2장(160g)이 316kcal, 크루아상 1개(45g)가 202kcal, 우동(삶은 것) 1인분(220g)이 231kcal, 중화면(찐 것) 1인분(150g)이 297kcal, 파스타(건면) 1인분(100g)이 378kcal이다. 그러므로 탄수화물을 줄이기만 해도 칼로리를 제한할 수 있다.

그 밖에도 다량의 기름을 사용한 튀김, 육류의 지방과 껍데기, 기름과 설탕을 사용한 양식 디저트류를 피하는 것도 좋다.

외식을 할 때 카레라이스나 라면, 볶음밥 등의 한 그릇 요리를 자주 먹는 사람이라면 일주일에 한 번 있는 만찬 데이에 먹고, 다른 요일에는 주식, 주반찬, 부반찬으로 구성된 정식을 먹는다.

정식은 영양 균형을 맞추기 쉬운데다 칼로리도 제한할 수 있다. 그것이 어렵다면 식사에 들이는 시간을 1.5배 늘려서 평소보다 긴 시간 동안 최대한 많은 물을 마시며 먹고, 가능하다면 밥과 면을 한두 입 줄이는 것부터 시작한다.

점심식사로 편의점 삼각김밥 1개, 혹은 면류만 먹는 사람은 채소 요리나 요구르트 등의 부반찬을 함께 먹는 것부터 시작한다. 먹는 만큼 살이 찐다고 생각하겠지만 점심식사이니 괜찮다. 그보다는 점심식사량이 너무 적어서 공복감을 채우기 위해 과자 같은 간식을 먹는 것을 막아야 한다.

또한 영양 균형이 향상되어 에너지대사가 높아지면 살이 빠지기 쉽다.

도시락의 양이 부족해서 추가로 빵 등을 먹는 사람은 빵을 끊고 샐러드로 바꾸자. 배가 고파지면 간식으로 과자를 먹거나 캔 커피를 마시는 사람은 첫 번째로 느껴지는 공복감을 참아 보자. 공복감은 살을 뺄 기회이다. 무가당 껌을 씹으며 유사 식사 체험을 해보는 것도 좋은 방법이다.

과식을 한다면 밥그릇을 작은 것으로 바꾸고, 과음을 한다면 술잔을 작은 것으로 바꾸자. 이러한 사소한 노력이 의외로 많은 섭취 칼로리를 줄여준다.

매일매일 식사 일기를 써서 식사리듬과 생활리듬을 재확인하고 '언제, 무엇을, 어떻게 먹는가'라는 리듬식의 기본을 확인하자.

아래의 네 가지를 실천함으로써 건강하고 균형 잡힌 몸을 만들 수 있다.

1. 제대로 된 아침식사를 한다.

2. 세 끼를 균등하게 섭취한다.

3. 한 끼에 500g의 식사량을 지키며 탄수화물을 줄인다.

4. 하나의 국에 세 가지 반찬으로 구성된 정식을 먹는다.

영양 균형을 고려한 칼로리 계산하기

조금씩 골고루 먹기

앞에서도 이야기했지만 다이어트는 단순히 체중을 줄이는 것이 아니라 체지방을 줄이는 것이다. 체지방 과잉의 원인은 과식, 불균형한 영양, 칼로리 과다 섭취, 불규칙한 식사 시간, 운동량 부족 등에서 찾을 수 있다.

따라서 우선해야 할 일은 하루에 필요한 칼로리를 계산하여 그보다 약 200kcal 정도 줄여서 섭취하는 것이다. 또한 평소에 적정 칼로리 이상을 섭취하는 사람은 하루에 필요한 칼로리를 낮추는 것만으로도 도움이 될 것이다.

거듭 말하지만 식사량을 줄여서 칼로리만 낮추는 방법은 좋지 않다. 영양 균형에도 신경을 써야 한다. 영양 균형이란 탄수화물(당질과 식이섬유), 단백질, 지질, 비타민, 미네랄 등을 어느 한쪽으로 치우치지 않도록 먹는 것을 말한다. 그러기 위해서는 다양한 종류의 식품을 조금씩 골고루 먹어야 한다.

이것을 손쉽게 실행하기 위해서는 전통 식단을 기본으로 생각하면 된다. 즉 주식, 주반찬, 부반찬 두 가지, 국의 패턴이다. 주식은 밥, 빵, 면류 등을 말하며 탄수화물을 섭취할 수 있다. 주반찬은 고기, 생선, 달걀, 두부 등을 사용한 식사의 주된 음식이며, 단백질을 섭취한다.

부반찬은 주로 채소를 사용한 음식으로 비타민, 미네랄, 식이섬유를 섭취할 수 있다.

또 하나의 부반찬은 칼로리가 낮은 식품을 이용하여 자칫 부족할 수 있는 영양소를 보급한다. 칼슘이나 철을 적극적으로 섭취하지 않으면 부족해지기 쉬우니 미역, 톳, 무말랭이 등을 이용한 요리가 좋다. 또한 과일이나 요구르트, 우유 등을 먹는 것도 좋다.

외식을 할 경우에는 정식 스타일의 메뉴를 선택하자. 기름이 많은 요리는 피하고, 특히 전통 음식 중에서는 염분과 설탕을 사용한 요리, 양식 중에서는 비계, 버터, 생크림, 소스, 마요네즈, 드레싱을 주의하자.

균형 있는 식사를 위한 영양 가이드

얼마나 먹으면 좋을지에 대한 기준량을 알 수 있는 프로그램으로 일본 농림수산성이 권장하는 식사 균형 가이드(도표 6-3)가 있다. 이 식사 균형 가이드로 무엇을 얼마나 먹으면 좋을지를 알 수 있다. 도표 6-3은 하루의 추정 에너지 필요량이 1,800~2,200kcal인 사람의 경우이다.

표 6-3 일본 농림수산성이 발표한 식사 균형 가이드

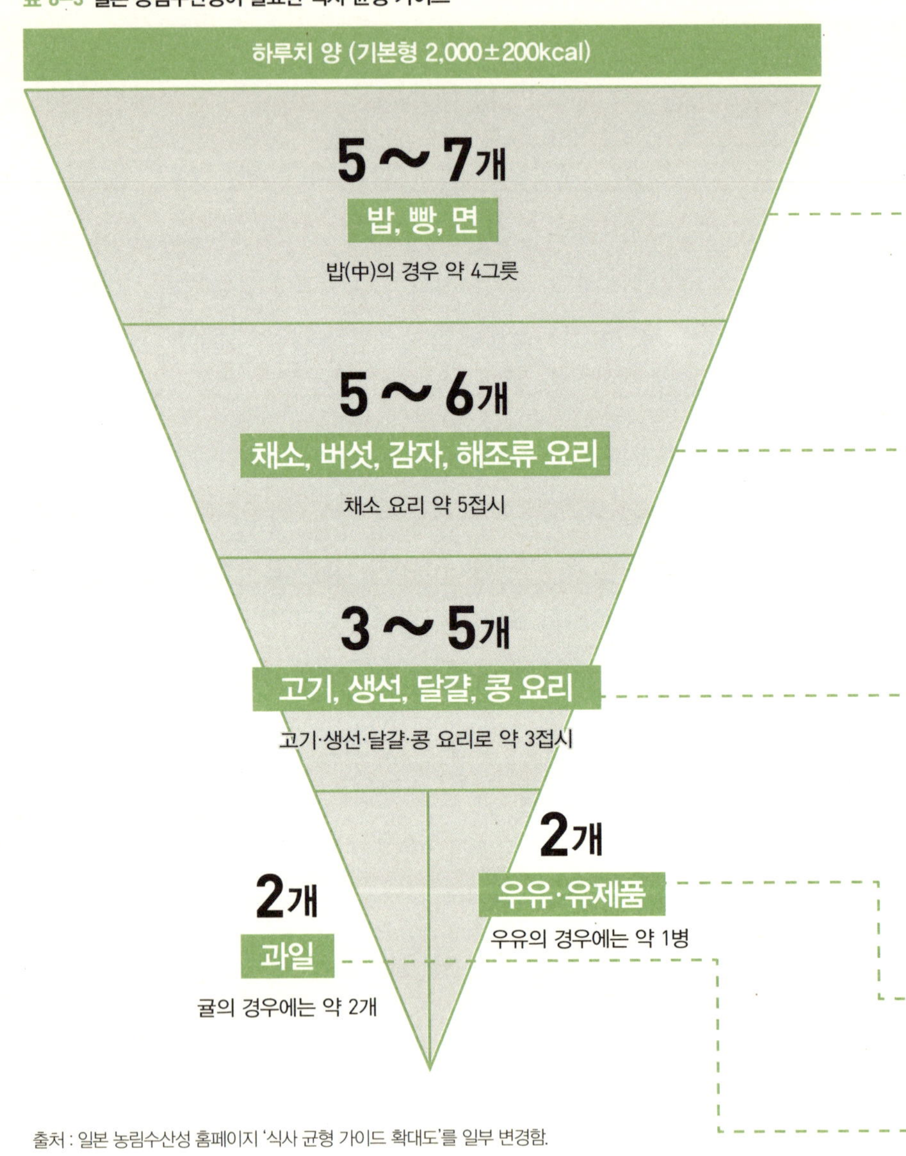

출처 : 일본 농림수산성 홈페이지 '식사 균형 가이드 확대도'를 일부 변경함.

요리 예시

1개 분량 = 밥(小) 1그릇 = 주먹밥 1개 = 식빵 1장 = 롤빵 2개
1.5개 분량 = 밥(小) 1그릇　2개 분량 = 우동 1그릇 = 메밀국수 1그릇 = 파스타

1개 분량 = 채소 샐러드 = 오이와 미역 초무침 = 건더기가 듬뿍 든 된장국 = 시금치 무침 = 톳조림 = 콩자반 = 버섯소테

2개 분량 = 채소찜 = 채소볶음 = 감자조림

1개 분량 = 냉두부 = 낫토 = 달걀 프라이
2개 분량 = 생선구이 = 생선튀김 = 참치와 오징어 회

3개 분량 = 햄버그 스테이크 = 돼지고기와 생강구이 = 닭튀김

1개 분량 = 우유 1/2컵 = 치즈 1조각 = 슬라이스 치즈 1장　2개 분량 = 요구르트 1병

2개 분량 = 귤 1개 = 사과 1/2개 = 감 1개 = 배 1/2개 = 포도 1/2송이 = 복숭아 1개

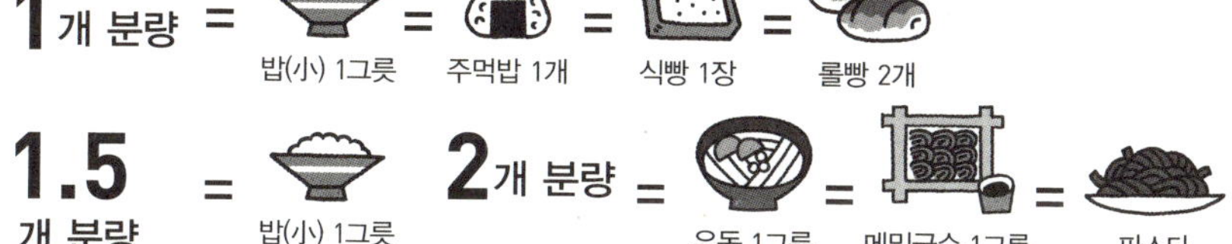

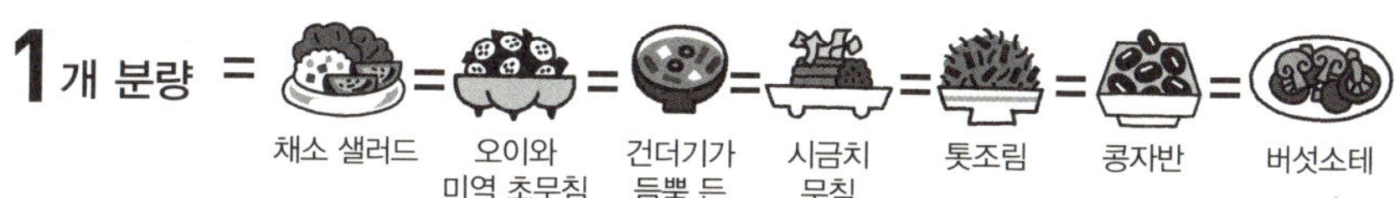

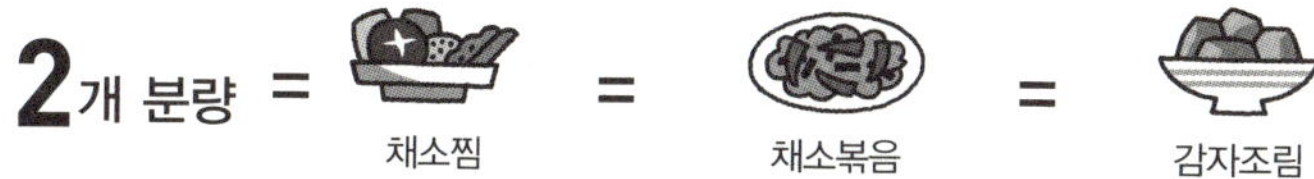

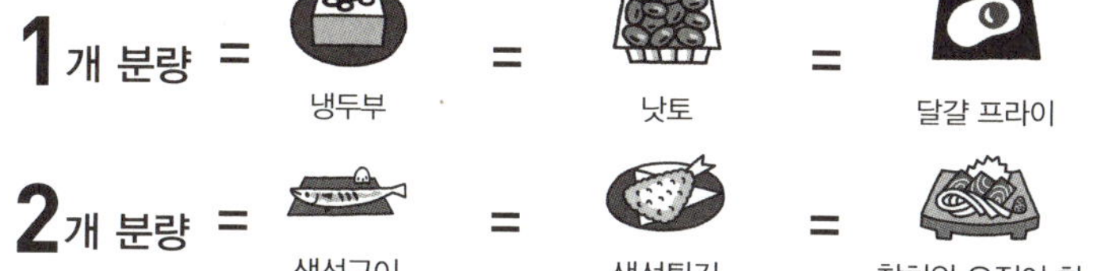

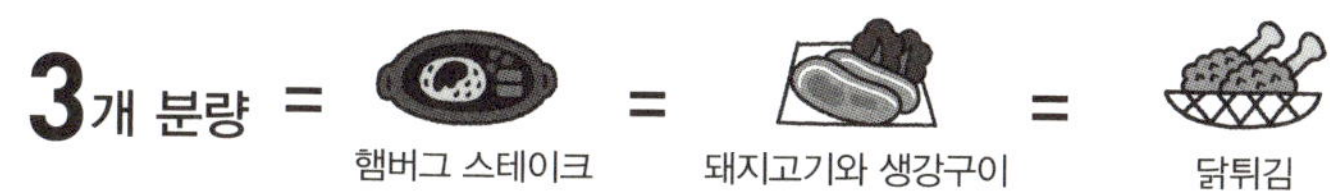

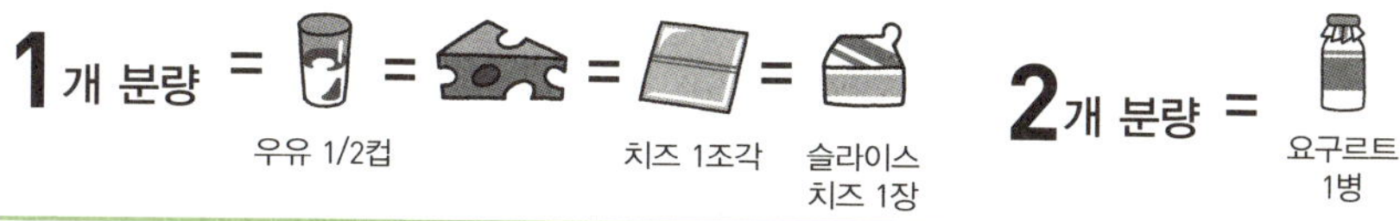

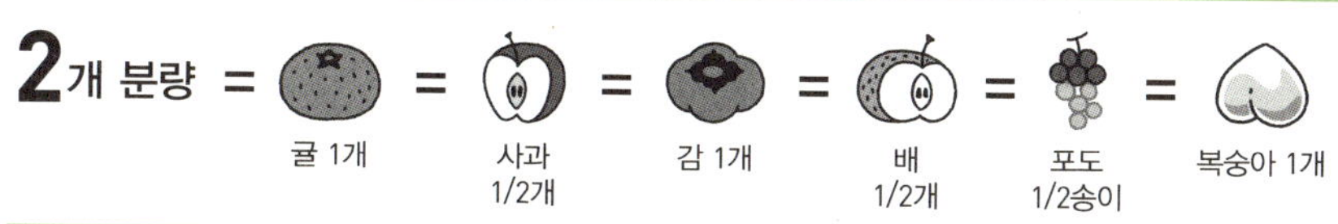

　제1장에서 살펴본 추정 에너지 필요량의 계산법을 떠올려 보자. 자신의 추정 에너지 필요량에 적합한 하루 섭취량의 기준을 알 수 있다(표 6-4).

　예를 들어 하루 추정 에너지 필요량이 1,600kcal인 사람이 주먹밥을 주식으로 할 경우에는 하루에 4~5개 정도 먹으면 된다. 또한 부반찬은 작은 밥그릇을 기준으로 담은 채소 샐러드나 나물무침이 5~6개, 주반찬은 달걀을 사용한 요리가 1개, 낫토 1팩과 생선구이 1마리 등이 3~4개이다. 우유나 유제품은 우유 2분의 1컵과 치즈 1조각이 2개, 과일은 귤 1개와 사과 2분의 1개가 2개이다.

표 6-4 대상별 · 요리별 하루 섭취량의 기준　　　　　단위 : 개

추정 에너지 필요량	주식	부반찬	주반찬	우유 · 유제품	과일
1,400	4~5	5~6	3~4	2	2
1,600	4~5	5~6	3~4	2	2
1,800	4~5	5~6	3~4	2	2
2,000	5~7	5~6	3~5	2	2
2,200	5~7	5~6	3~5	2	2
2,400	5~7	5~6	3~5	2	2
2,600	6~8	6~7	4~6	2~3	2~3
2,800	6~8	6~7	4~6	2~3	2~3
3,000	6~8	6~7	4~6	2~3	2~3

출처 : 일본 농림수산성 홈페이지 '식사 균형 가이드 확대도'를 일부 변경함.

이러한 식사는 추정 에너지 필요량 1,600kcal를 유지하면서도 균형 잡힌 식사를 할 수 있도록 도와준다. 만약 한 단계 강도 높은 다이어트를 하고 싶다면 주먹밥 1개 분량을 빼면 된다. 도표 6-3과 표 6-4를 대조하며 자신에게 필요한 섭취량과 균형을 생각해 보자.

또한 아래 표는 우리나라의 실정에 맞는 1인 1회 분량의 식품군별 대표 식품을 정리한 것이니 참고하면 좋다.

표 6-5 대식품군별 대표 식품의 1인 1회 분량

식품군	1인 1회 분량
곡류	밥 1공기(210g), 국수 1대접(건면 100g), 식빵 2장, 감자 1개(130g)*, 시리얼 1접시(40g)*
고기·생선·달걀·콩류	육류 1접시(생 60g), 닭고기 1조각(생 60g), 생선 1토막(생 60g), 달걀 1알(60g), 두부 2조각(80g), 콩(20g)
채소류	콩나물 1접시(생 70g), 시금치나물 1접시(생 70g), 배추김치 1접시(40g), 오이소박이 1접시(60g), 버섯 1접시(생 30g), 물미역 1접시(생 30g)
과일류	사과 1/2개(100g), 귤 1개(100g), 참외 1/2개(200g), 포도 15알(100g)
우유·유제품류	우유 1컵(200g), 호상 요구르트 1/2컵(100g), 액상 요구르트 3/4컵(150g), 아이스크림 1/2컵(100g), 치즈 1장(200g)*
유지·당류	식용유 1작은술(5g), 버터 1작은술(5g), 마요네즈 1작은술(5g), 설탕 1큰술(10g), 커피믹스 1봉(12g)

* 다른 식품들 1회 분량의 1/2 에너지를 함유하고 있으므로 식단 작성 시 0.5회로 간주함.
출처 : (사)한국영양학회, 한국인 영양 섭취 기준 1차 개정판, 2010년.

식품 칼로리 알고 먹기

매일 230kcal를 줄이면 약 한 달 만에 1kg을 감량할 수 있다. 칼로리가 표시된 레스토랑을 선택하여 이용하는 것도 효과적이다. 최근에는 패밀리 레스토랑에도 칼로리가 표시되어 있다. 하루의 칼로리 균형을 고려하여 메뉴를 고르자. 또한 자취를 할 경우에는 요리책을 보고 만들면 대강의 칼로리를 파악할 수 있으므로 활용해 보는 것도 좋다.

개중에는 의외로 칼로리가 높은 식품도 있으므로 조심하자. 예를 들어 볶은 깨가 몸에 좋다고 해서 먹는 사람이 많지만 1큰술(7g)에 42kcal나 된다. 땅콩은 5알(13g)에 53kcal, 아몬드는 5알(7g)에 42kcal이다.

또한 마요네즈는 1큰술에 98kcal, 백설탕은 1큰술(9g)에 35kcal, 프렌치드레싱은 1큰술(15g)에 61kcal나 된다. 싱거운 맛에 익숙해져야 한다는 이유가 바로 이것이다.

마지막으로 다양하게 궁리하는 것이 귀찮은 사람은 우선 당질이 많은 식품부터 피하자. 가장 쉬운 방법은 밥이나 빵 등의 양을 줄이는 것이다.

참고로 체중을 1kg 줄이려면 약 7,000kcal를 줄여야 한다. 이것은 컵라면 약 16개 분량(컵라면 한 개가 약 450kcal)이다. 점심식사로 컵라면을 먹지 말고 주먹밥과 채소 샐러드(합쳐서 약 220kcal)로 바꾸기만 해도 평소보다 230kcal가 줄어들고, 이것을 30일 지속하면 식사만으로 1kg이 줄어든다는 계산이 나온다.

단, 식사만으로 감량하는 것은 정말로 어렵다. 좋아하는 음식이나 자주 먹던 음식을 오랜 기간 먹지 않거나 양을 줄여야 하기 때문에 스트레스가 쌓이게 된다. 그러므로 운동을 병행하는 편이 낫다. 운동을 싫어하는 사람은 전철에서 서서 가기, 계단을 이용하기 등 생활 속에서 칼로리를 소비할 궁리를 해보자.

나만의 식품 구성표 만들기

뒤의 표 6-6은 하루에 약 1,500~약 2,400kcal의 식사를 균형 있게 섭취하기 위해서 무엇을 얼마만큼 먹으면 좋을지를 나타낸 예이다. 이러한 표를 '식품 구성표'라고 한다. 고칼로리 음식만을 선택하면 약 2,400kcal, 저칼로리 음식을 선택하면 약 1,500kcal가 된다.

자주 먹는 식품에서 자신이 늘 먹는 양을 칼로리로 계산해 보자. 늘 먹는 양을 저울에 올려서 실제 무게를 알고 그 무게가 몇 칼로리인지 확인해 보자. 음식의 칼로리는 '식품의약품안전처 식품영양성분데이터베이스'(http://www.foodnara.go.kr)에서 찾으면 된다.

그 뒤 나만의 식품 구성표를 만든다. 미리 기준량을 외워두면 칼로리 표시가 없어도 지금 먹는 식사의 칼로리가 과한지 아닌지를 알 수 있게 된다.

칼로리가 높은 식품과 칼로리를 높이는 조리 방법 피하기

고칼로리 식품, 기름과 지방을 많이 사용한 요리를 피하기만 해도 다이어트 효과를 기대할 수 있다.

예를 들면 같은 생선이라도 방어는 1토막(120g)에 308kcal이지만, 대구는 1토막(120g)에 92kcal로 방어의 3분의 1 수준이다.

표 6-6 신체 활동 레벨

곡류	매끼 한 종류를 선택	**한 끼당 밥** 200g [336kcal] **식빵** 2장 [316kcal] **메밀국수**(삶은 것) 1묶음 170g [224kcal] **우동**(삶은 것) 1묶음 220g [231kcal] **스파게티**(건면) 100g [378kcal]
감자류	하루 한 번 한 종류를 선택	**감자** 작은 것 1개 50g [38kcal] **토란** 1개 70g [41kcal] **고구마** 1/8개 30g [40kcal]
유지류	하루 한 번 한 종류를 선택	**식물성 기름** 1큰술 13g [120kcal] **마요네즈** 1큰술 14g [98kcal] **프렌치드레싱** 1큰술 15g [61kcal]
설탕·과자류	하루 한 번 한 종류를 선택	**백설탕** 2큰술 18g [70kcal] **꿀** 1큰술 22g [65kcal]
알류	하루 한 번 한 종류를 선택	**달걀** 1알 60g [91kcal] **메추리알** 약 5알 50g [90kcal]
육류	하루 한 번 한 종류를 선택	**돼지고기 넓적다리살** 80g [114kcal] **껍질을 벗긴 영계의 넓적다리** 100g [116kcal] **소고기 어깨살** 100g [318kcal]
어패류	하루 한 번 한 종류를 선택	**생연어** 100g [133kcal] **대구** 1토막 100g [77kcal]
콩·콩제품	하루 두 번 각각 한 종류를 선택	**1회 분량 두부** 1/3모 [72kcal] **실낫토** 1개 40g [80kcal] **유부** 1/2장 20g [77kcal]
우유·유제품	하루 한 번 한 종류를 선택	**1회 분량 우유** 200ml [141kcal] **요구르트** 200ml [140kcal] **프로세스 치즈** 20g [68kcal]
녹황색 채소	매끼 섭취	**하루 분량** 120g [43kcal](매끼 약 40g)
담색 채소 (버섯류·해조류)	매끼 섭취	**하루 분량** 230g [58kcal](매끼 약 80g) (단, 버섯류, 해조류는 하루 한 번 섭취한다.)
과일	하루 한 번 한 종류를 선택	**딸기** 14개 210g [68kcal], **키위** 2개 200g [90kcal] **귤** 2개 200g [74kcal], **감** 1개 170g [93kcal]

출처 : 일본 문부과학성 '식품 성분 데이터베이스' 주부의 벗사 편저, 《최신 눈으로 보는 칼로리 핸드북》, 주부의 벗사, 2003년.

육류도 소 넓적다리살은 100g에 209kcal, 돼지 넓적다리살은 100g에 183kcal이지만, 닭 가슴살 100g은 105kcal밖에 되지 않는다.

이처럼 같은 고기라도 종류에 따라 칼로리는 크게 다르다. 따라서 점심때 방어를 먹었다면 밤에는 소 넓적다리살이 아니라 닭 가슴살을 사용한 요리를 선택하는 등 음식의 조합을 고려하는 것이 중요하다.

그 밖에도 햄(생햄 1장 15g에 37kcal), 소시지(프랑크푸르트소시지 1개 50g에 149kcal), 다진 고기(소고기와 돼지고기를 함께 다진 고기, 큰 달걀 크기 50g에 11kcal) 등 지방이 눈에 보이기 어려운 형태의 육류는 의외로 칼로리가 높으니 주의해야 한다.

조리 방법으로도 큰 차이를 낼 수 있다. 칼로리를 제한하고 싶다면 고기 요리는 샤브샤브로 먹는 것이 쓸데없는 기름과 지방이 제거되어 가장 좋다. 튀김옷을 입힌 돈가스 등의 튀긴 음식은 먹지 말자.

생선 요리는 구이나 회로 먹자. 튀김이나 프라이는 피하는 것이 좋다. 예를 들면 전갱이 1마리(60g)를 살짝만 익혀서 먹으면 약 78kcal이지만 튀겨 먹으면 약 174kcal가 된다. 100kcal나 늘어나는 것이다. 이처럼 같은 식재료라도 조리 방법에 따라 칼로리는 크게 달라진다.

채소는 수프를 만들거나 따뜻하게 데쳐 먹는다. 날것으로 먹는 것보다 많이 먹을 수도 있다. 감자 샐러드와 마카로니 샐러드는 마요네즈를 많이 사용하기 때문에 칼로리가 높다. 더구나 감자와 마카로니는 채소가 아니라는 점을 기억하자.

끼니마다 딱딱한 식재료를 사용하여 씹는 맛을 즐길 수 있는 조리 방법을 취하자. 꼭꼭 씹어 먹으면 침이 많이 나오고, 소화에 관련된 효소가 많이 분비된다.

또한 음식이 위장으로 들어가면 내장에서도 소화효소가 나온다. 눈으로 보기에 맛있고 씹는 맛도 있는 음식을 먹으면 뇌가 자극되고 그 자극이 내장을 자극하여 다량의 소화효소가 나온다.

최근에 화제가 된 효소 주스는 채소나 과일 등에 포함된 효소를 농축시켜 과일 주스 등에 첨가한 음료이다. 하지만 본래 효소는 체내에서 생성되는 것이다. 식사를 하는 동안 천천히 꼭꼭 씹어 먹으면 고유의 효소가 잔뜩 나와서 영양소를 더 잘 흡수할 수 있다. 에너지대사에 관한 영양소를 보급하기 쉬운 몸을 만들어야 한다.

마지막으로 아래에 비교적 칼로리가 낮은 식재료와 조리 방법을 소개한다.

1. 육류의 경우에는 비계와 껍데기를 제거한다. 또한 삶거나 찌거나 석쇠 위에서 구워 지방을 제거한다.

2. 호박, 당근, 우엉, 연근, 셀러리 등의 딱딱한 채소는 얇게 썰거나 삶은 뒤 볶는다. 프라이팬에 기름은 두르지 않는다.

3. 치즈는 일반적으로 칼로리가 높지만 커티지 치즈, 리코타 치즈의 지방은 20~30%로 비교적 적으며, 저지방 슬라이스 치즈 등을 사용하면 칼로리가 낮은 음식을 만들 수 있다.

4. 달걀은 하루 1알이 적정량이다. 달걀을 하루 2알 이상 먹는 사람이 메추리 알을 먹어도 포만감을 얻을 수 있다. 달걀 1알과 메추리 5알의 칼로리는 거의 같다.

5. 샐러드의 물기를 잘 제거하면 드레싱과 마요네즈의 양을 줄일 수 있다.

6. 밥을 지을 때 곤약과 버섯류를 섞는다. 곤약과 버섯류의 양을 늘리면 평소와 같은 양을 먹어도 칼로리는 낮아진다.

7. 튀김을 할 때 빵가루와 밀가루는 소량만 사용한다. 기름을 잘 걸러내고 주방용 휴지로 기름을 흡수한다. 또한 전체 표면적을 작게 만든다.

8. 볶음은 적은 기름을 사용하여 만들며 불소수지 가공 프라이팬과 그릴팬을 사용한다.

9. 회는 다랑어 중뱃살보다는 오징어와 문어를 선택한다.

10. 고기는 햄버그보다 등심 등의 살코기 스테이크를 선택한다.

11. 찜은 고기감자찜보다 닭찜을 선택한다.

12. 과일은 바나나 1개보다 오렌지 1개를 선택한다.

13. 마른안주는 치즈를 곁들인 안주보다 조미 오징어를 선택한다.

14. 밥은 백미보다 현미나 잡곡밥을 선택한다.

15. 말린 생선, 당근, 단무지, 연근, 양배추, 배추, 아몬드, 건포도, 무, 두릅, 피망, 오이, 양송이, 양상추, 배추절임, 돼지 등심, 돼지 넓적다리살, 소 넓적다리살, 닭 가슴살, 정어리조림, 냉두부, 찜닭, 새우, 가리비, 오징어, 회, 문어초절임 등은 비교적 씹는 맛이 있는 식재료들이니 참고하자.

　사실 끼니마다 칼로리를 계산하기란 무척 어려운 일이다. 앞으로는 칼로리보다는 식품의 조합과 조리 방법을 고려하자.

　또한 이 책의 내용을 항상 의식하고 머리로 먼저 먹는 생활을 염두에 두면 칼로리를 크게 초과할 일은 없을 것이다.

PART 6
**이것만은
기억해두자!**

- ✅ 몸에 좋다는 음식을 과잉 섭취해서 영양 과다로 이어지는 경우를 피하자.

- ✅ 다이어트는 사소한 노력과 꾸준함이 필요하다. 유행하는 다이어트 방법에 기대지 않는다.

- ✅ 식사 일기를 작성하면 식사리듬과 생활리듬을 재점검할 수 있다.

- ✅ 식사 일기를 작성하여 칼로리를 과잉 섭취한다는 사실을 깨달았다면 우선 탄수화물과 기름, 지방부터 줄인다.

- ✅ 칼로리만 낮추는 방법은 좋지 않다. 영양 균형에도 신경을 쓰자.

- ✅ 균형 잡힌 영양을 위해서는 탄수화물(당질 + 식이섬유), 단백질, 지질, 비타민, 미네랄 등을 골고루 섭취해야 한다. 그러기 위해서는 전통 식단이 기본이다.

- ✅ 나만의 고유한 식품 구성표를 작성해 보고 따로 표시되지 않은 제품의 칼로리도 파악하자.

- ✅ 칼로리가 높은 식품을 알아두고 피한다.

- ✅ 칼로리는 같은 재료라도 조리 방법에 따라 크게 달라진다. 칼로리를 낮추는 조리법을 알아둔다.

리듬 식사 다이어트

초판 1쇄 발행 2015년 7월 24일

지은이 모리 유카코
옮긴이 조민경
발행인 김인태
발행처 삼호미디어
등록 1993년 10월 12일 제21-494호
주소 서울특별시 서초구 바우뫼로 41길 18 원원센터 4층
문의 02-544-9456 **팩스** 02-512-3593
홈페이지 www.samhomedia.com

ISBN 978-89-7849-522-6 13510

Copyright 2015 by SAMHO MEDIA PUBLISHING CO.

이 도서의 국립중앙도서관 출판예정도서목록(CIP)은
서지정보유통지원시스템 홈페이지(http://seoji.nl.go.kr)와
국가자료공동목록시스템(http://www.nl.go.kr/kolisnet)에서
이용하실 수 있습니다.
CIP제어번호 : CIP2015017304

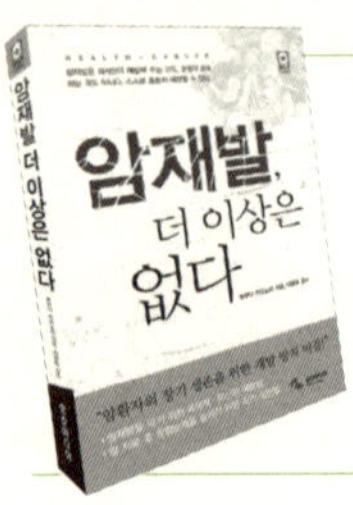

암재발, 더 이상은 없다

후쿠다 카즈노리 지음 | 이병욱 감수 | 신정현 옮김 | 신국판 | 12,000원

일본 국립암센터연구소에서 암 예방을 전문적으로 연구한 저자가
오랜 임상경험과 연구를 거쳐 정선한 재발 방지법들을 소개한다.

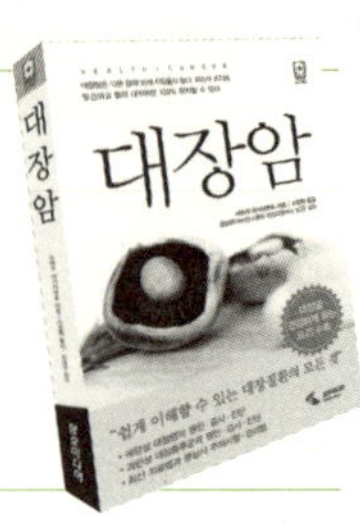

대장암

사하라 리키사부로 지음 | 김남규 감수 | 신정현 옮김 | 신국판 | 12,000원

대장암의 조기 발견과 치료를 위한 방법을 구체적으로 제시하고
대장암으로 악화될 위험이 있는 대장질환의 치료법, 생활수칙을 소개한다.

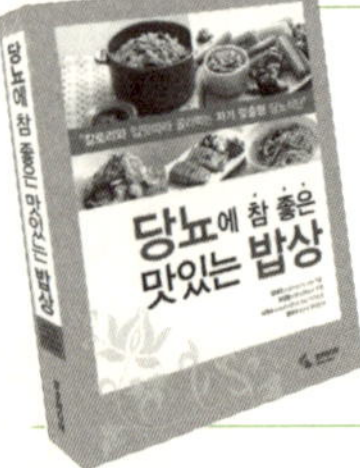

당뇨에 참 좋은 맛있는 밥상

장혜주 지음 | 심영순 요리 감수 | 46배판 | 18,000원

칼로리와 입맛 따라 골라먹는 자기 맞춤형 당뇨 식단! 간편하고 맛있는
가정식, 더 나아가 온 가족 건강식으로서의 당뇨 밥상을 담았다.

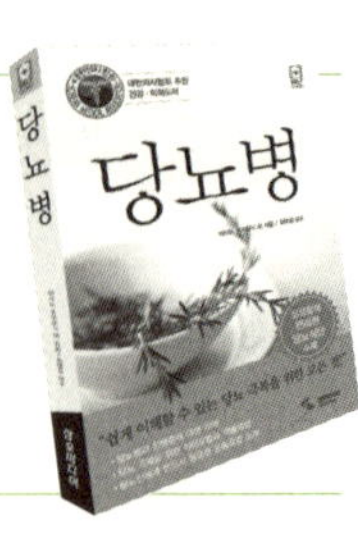

당뇨병

아사노 츠구요시 외 지음 | 최영길 감수 | 신국판 | 12,000원

당뇨병의 원인과 진단, 종류부터 병의 상태를 알 수 있는 각종 검사와
기준 수치, 발병 위험이 높은 합병증, 당뇨병 치료를 위한
식이·운동·약물 요법 등을 소개한다.

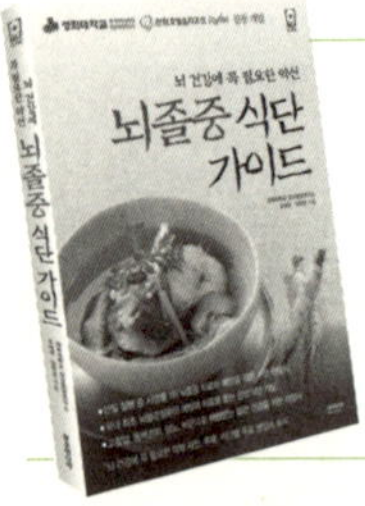

뇌 건강에 꼭 필요한 약선 뇌졸중 식단 가이드

조여원 · 임현정 지음 | 46배판 | 20,000원

경희대학교 임상영양연구소와 한화 푸디스트가 공동 개발한 식단 가이드.
맛과 영양뿐 아니라 뇌졸중 예방과 재발 방지 효과가 있는 레시피를 담았다.

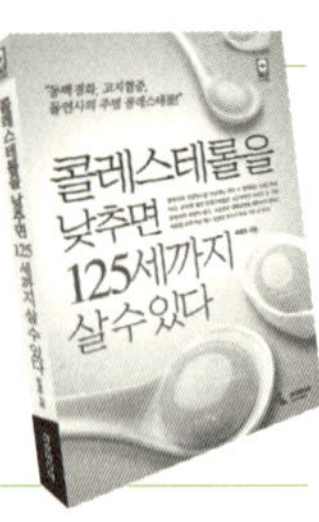

콜레스테롤을 낮추면 125세까지 살 수 있다

류병호 지음 | 신국판 | 10,000원

동맥경화, 고지혈증, 돌연사의 주범 콜레스테롤!
효과적으로 콜레스테롤을 낮추는 식습관과 생활습관으로 병 없는 몸을 만든다.